我的第一本减糖书

娜塔_著

U0311993

中国友谊出版公司

图书在版编目（CIP）数据

我的第一本减糖书 / 娜塔著 . -- 北京：中国友谊
出版公司 , 2021.10
ISBN 978-7-5057-5321-1

Ⅰ . ①我… Ⅱ . ①娜… Ⅲ . ①减肥－基本知识 Ⅳ .
① R161

中国版本图书馆 CIP 数据核字 (2021) 第 185501 号

著作权合同登记号　图字：01-2021-6134 号

书名	我的第一本减糖书
作者	娜塔
出版	中国友谊出版公司
发行	中国友谊出版公司
经销	新华书店
印刷	雅迪云印（天津）科技有限公司
规格	700×980 毫米　16 开
	12.5 印张　110 千字
版次	2021 年 11 月第 1 版
印次	2021 年 11 月第 1 次印刷
书号	ISBN 978-7-5057-5321-1
定价	58.00 元
地址	北京市朝阳区西坝河南里 17 号楼
邮编	100028
电话	（010）64678009

如发现图书质量问题，可联系调换。质量投诉电话：010-82069336

第一章

减糖是促进新陈代谢的有力行动　025

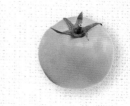

第二章

我到底适不适合减糖？　037

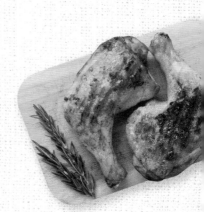

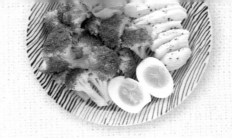

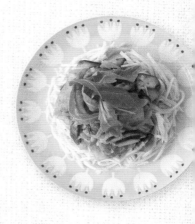
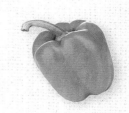
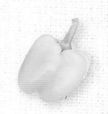

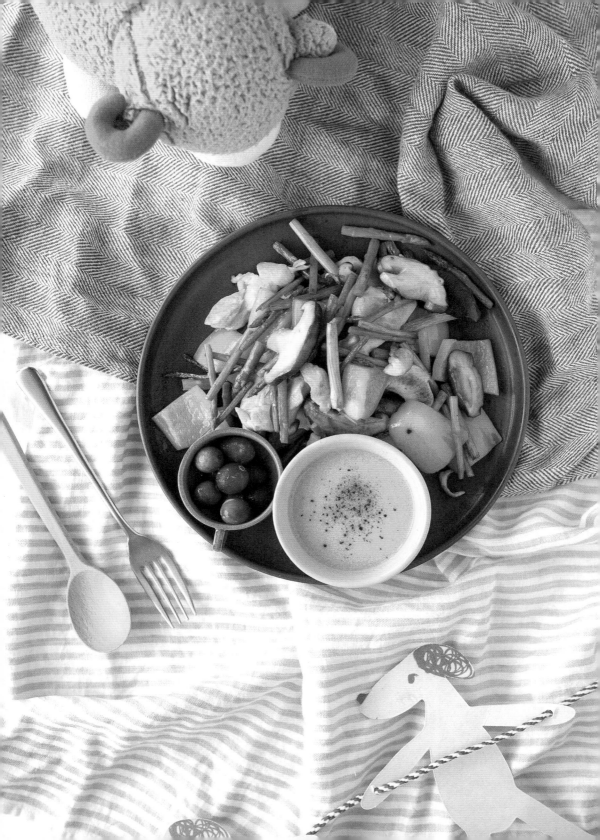

减糖：
各种"成功"减肥法的核心

宋晏仁 医师

会翻阅本书的读者，相信都是"同船共渡"的有缘人。我们都有一个共同的盼望，那就是安全、成功地瘦身，并且从此享受苗条、快乐的人生。

但如果我告诉你，根据过去半个世纪以来各种关于减肥法的文献统计，减肥成功的概率只有5%左右，你可能会惊慌失措地问，这条减肥之船最终必将倾覆吗？

这里我们需要先定义：何谓减肥"成功"？

一般商业减重产品或疗程的目标是3个月减重10%，例如：从100公斤减到90公斤。这已经很不容易了。要是真能减重10%，身体各项健康指标都会改善：月经会变规律，高血压、高血糖、高血脂、高尿酸都会改善。但这3个月，你很可能必须吃得淡如水、少如鸟，饿得咬牙，得跟教练挥汗如雨地蹦跳，还要不断精神喊话：减肥必胜！瘦身必成！

减肥靠方法，不是仅靠意志力。

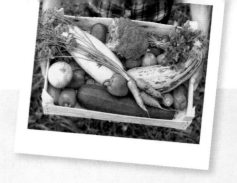

《美国医学会杂志》(*The Journal of the American Medical Association*, JAMA) 在 2014 年评估了 30 种商业减重法，发现所有方法都能达标。所以，不管你采用哪种减肥法，只要乖乖做，几个月下来都会达标。达标当天，你可能会庆祝一下，领奖状、奖杯，过几天开始恢复"正常"的"人间"饮食，肥胖也就悄悄地回来了。体重计会像魔镜一样，告诉你实话。

医学上定义的减肥成功，是达到目标后维持 5 年不复胖。

5 年不复胖？意思是说 5 年都只喝水、饿肚子度日吗？

不是的。娜塔老师和我都会很肯定地告诉你：如果你"吃对"食物，可以终身不复胖。

自 20 世纪 80 年代起，全球肥胖大流行。1974 年瑞典因应食物价格上涨，提出了第一版的饮食金字塔，日本、西德也陆续跟进。1992 年，美国农业部（USDA）也正式提出了一套美国人饮食金字塔，建议主食类（糖类）要吃最多，蔬菜、水果次之，肉类、奶类更少些，严格限制油脂摄取。之后，各国群起效尤，提出自家版本的饮食金字塔，而全球食品制造商、医疗营养"专家"也都顺从地照做。结果呢？全球肥胖人数暴增，美国肥胖人口超过50%，很多美国学者甚至认为肥胖症已危及国家安全。

减肥书形形色色，莫衷一是。我研读多年来肥胖医学的研究报告，发现能够长久维持"成功"减重的方法都有一个共同的核心原则，就是"减糖"。这一点，娜塔老师解释得很清楚：因为糖是刺激胰岛素升高的最大因素，而胰岛素的主要作用就是把糖储存为脂肪；减糖就能降低胰岛素，也就能减少脂肪的生成。

娜塔老师在这本书中所介绍的减糖饮食，与我的"211全平衡餐盘"有许多不谋而合之处。我们都提倡减糖，也都注意到各种食物的营养素，所以这是一个可以长久执行的方法。

娜塔老师更贴心地提供示范餐盘，把各种主要食物的"净碳水化合物"量（就是糖量）整理得清清楚楚，非常实用；而且，很接地气地为日常的淀粉类美食（甜汤圆、蛋糕等）做了务实的建议，让大家既能享受到原本爱吃的美食，又能轻松地控制体重，恢复健康身体。《我的第一本减糖书》真是一本好书，真心推荐！

（本文作者为书田诊所家医科医师、台湾省肥胖医学会专科医师，
著有《终身瘦用211全平衡瘦身法》）

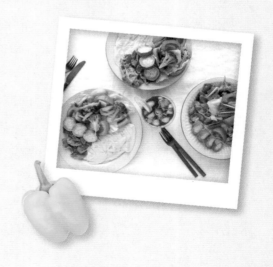

最少困扰、最好入门，
也是最容易维持的饮食策略

Emma 营养师

不论是减糖饮食、低 GI（血糖生成指数）饮食、生酮饮食*
还是间歇性断食等，每隔一段时间就有减重学员来问我："这样的
方式到底安不安全、适不适合执行？"我喜欢把饮食形态比喻成
生活形态，我们都有一套基础的日常安排，比如早上 8 点起床、
9 点开始工作、傍晚 5 点下班、晚上 11 点睡觉等。即使每个人的
时刻表不太一样，但这些基本作息是不断循环的。偶尔跟家人去
旅行、和朋友去夜唱、和同事加班奋斗，这样的安排才会稍微打
乱作息。

饮食形态也是如此。它有属于个人的根本架构，好比"外食
族"，餐餐很难少油、少盐、少糖，或者是非常爱吃肉的人，三餐
一定是无肉不欢，蔬菜摄入量少得可怜。也就是说，饮食结构早
已被我们的生活、喜好所制定，确实不容易被改变。

因此，刚刚提到的几种饮食法都能带给身体一定的益处，或

---

* 生酮饮食是一个高脂、低碳水化合物和适当蛋白质的饮食，它模拟了人体饥饿的状态。脂肪代谢产生
的酮体作为另一种身体能量的供给源，可以产生对脑部的抗惊厥作用。——编者注

许也会伴随一些麻烦，例如：进行低 GI 饮食时，由于对食物的了解程度有限，导致能选择的类型有限，我们就不太清楚能吃什么；或是执行生酮饮食时，因为不能吃淀粉，肉也不能吃太多，就会不敢参加朋友聚餐而影响了人际关系。

于是，我常和渴望纤细身材的学员说："比起探讨吃什么、做什么有没有效果，更要了解这个饮食法有没有可能做一辈子。"如果无法持续，一旦回到过去的进食习惯，消失的体重、体脂肪将会连本带利地找上门。除非有些人打算只瘦这一段时间，不然真的需要考量这个现实情况。

关于各种推陈出新的减肥模式，我总是冷静又务实地剖析它究竟能不能让人彻底执行。毕竟看过太多案例，还有早期自己的失败经验，我深刻地体会到：唯有"最简易、可实行、有效

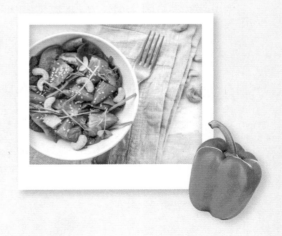

果"的饮食法，才能融入我们的生活。

在为学员设计纤体课程时，我会按照需求来搭配使用上述方法，其中"减糖饮食"对于喜欢烹调的朋友来说，是最少困扰、最好入门，也是最能维持的饮食策略。

减糖的三大原则：

1. 总糖量要设限，以大量蔬菜为食物来源。

2. 挑选适度的好糖，避开精制糖、精制淀粉，尽量以糙米、燕麦、薏仁、地瓜等全谷类、根茎类食物为主。

3. 补足好油类，如橄榄油、紫苏籽油、坚果类油等。

很多人以为减糖就不可以吃米饭，这是个误会！其实能吃的淀粉类食物很多，比如红豆、绿豆等豆类。以我的饮食规划为例，平日经常在外面吃，如果最近要上台演讲，希望身形状态更好，

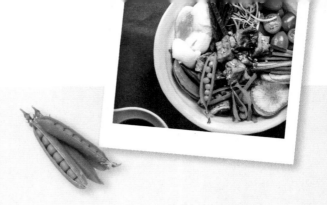

我会通过减糖来达成目标。这时候，加热卤味就是我的首选，欢迎你也这么做：半份猪血糕、西蓝花、杏鲍菇、金针菇、莼菜，搭配猪颊肉，特别推荐给外食时仍想维持减糖的朋友。

此外，我也会在家中、工作处准备一罐亚麻仁籽油，淋在酸奶上来做补充。娜塔很贴心，在第三章的"不再畏惧油脂：摄取好油"一节有整理好的表格，你可以找到更多种食物搭配方案。

体态管理是一场持久战，过程中会起起伏伏，只要你找到适合自己的饮食形态，终究会成功的！相信这本书会成为你的瘦身好帮手，大家一起努力吧！

（本文作者为"营养师带你吃外食"脸书粉丝专页共同创办人）

50 岁的我，可以活得像 25 岁，
都是拜娜塔所赐

伊能静

在书店翻到娜塔的第一本书时，正好是我的减肥计划失败时。

2016 年我生下可爱女儿"小米粒"之后，爆肥 25 公斤，我试过一切你听过的减肥法：挨饿、有氧、代餐、吃蔬菜水果、计算卡路里、穿爆汗衣等。除了没吃减肥药，能试的都试了。一开始瘦得很快，但一恢复正常饮食就又胖回来了。

在营养师和健身教练的指导下，我和老公除了力量训练，严格执行高蛋白、低油饮食，瘦是瘦了下来，却不是很满意，因为始终瘦不到产前的模样。而在接触到娜塔的书后，我知道自己找到了一生受用的饮食方式：她不只告诉大家要吃好油、吃高纤食物，也鼓励大家适量吃甜点，为苦闷的人生带来愉悦感。

现在的我不但比产前还瘦、身材更结实，学会娜塔教的减糖原则后，在外吃饭也可一眼辨别该吃什么、该怎么吃，真正掌握减糖饮食的精髓：好玩，好吃，好简单；享瘦，享美，享健康。

在减糖为我的体态和生活带来神奇且美好的改变后，我也用同样的方式照顾家人，为女儿选择少油、低糖及藜麦等食物，

她也非常健康，没有常见的高糖反应（sugar high）或儿童肥胖问题。

我觉得，大家都应该一起来认识过量的糖对身体的危害。娜塔不只是一位减糖风潮的引领者，更是一个生活家，她会教你怎么吃，也会引领你过有质感的生活，这就是让我深深感激和赞赏她的原因。

愿大家跟娜塔一起认识减糖生活的美好。

（本文作者为知名艺人）

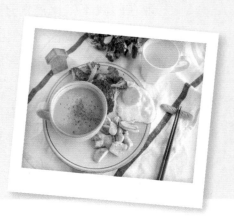

减糖把减肥变得轻而易举，
让你永远待在瘦子圈

于为畅

人一进入中年，新陈代谢慢得不像话，减肥变得超级难。年轻时就算不运动，天天喝珍珠奶茶、吃鸡排，新陈代谢还是正常运作，但年纪一大，脂肪开始赖着不走，纵使想减肥，身体也不听你的。

每天坐在电脑前，也没定期运动，从好几年前开始我就觉得自己的身体不对劲，常常没事就觉得累，体重直线上升。外表的劣化就算了，身体机能运作也开始"负载工作"。光就走路来说，每一步踩下去都是 97 公斤的重量，怪不得出国旅游时，我才玩一会儿就脚酸了。

百病胖为根。奶茶喝多了会造成血管萎缩，从心脏流出来的新鲜血液无法顺利地到达各个器官，因为血管都被脂肪堵住了。肝、胆、肾、胃、脾得不到滋润，因为忙着排出麻辣锅的刺激性物质，没有充分休息，体内的毒素该何去何从？只能到处乱窜，病也就随之而来了。

我是读书人，这些基本健康常识都知道，看着体检报告上满

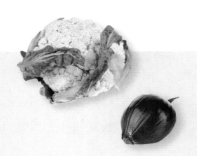

满的红字，我也会怕，但就是少了一点毅力去彻底执行，每次都是"明天就开始""不吃饱哪有力气减肥"的拖延心态，但胆固醇、甘油三酯、尿酸、脂肪肝不等人，所以减肥不但很重要，而且很急迫！

"Difficult, not impossible."（有困难，但并非不可实现。）我常这样激励自己。你听过和没听过的减肥方法，我几乎全都尝试过，如喝橄榄油、埋耳针、躺神奇骨盘枕、跳郑多燕舞。我强逼自己克服惰性，养成习惯，跟美食断舍离，也真的成功过几次，但比"减肥成功"更困难的是"维持体重"。没错，好几次成功达标后，我又开始放纵自己，体重很快就反弹了。

3个月前，我老婆开始接触减糖减肥法，我一开始不以为意。毕竟我们夫妻已经试过很多方法，就算真可以减几公斤，也无法长期维持，所以就当是一时的兴趣吧。两周后，她说她已经从60多公斤降到了50多公斤，我认真地看了一下她的身材——果真变得比较单薄，屁股变小，手臂和腰也变细了。我想知道这是什么神奇的魔法，那我来试试看好了。从此以后，我家的午餐、晚餐的菜色开始转型，我们不再吃白饭和面条，以菜和肉取代，而且每一餐都会去称食材的重量，计算碳水化合物的含量，以不超过 20g 为原则。我一开始觉得好笑，吃个饭而已，干吗搞得像化学课和数学课一样。但我真实地看到体重秤上的数字之后，不由得笑了，也信了，决定彻底执行！

我和老婆开始研究"减糖"的一切，在此过程中我们发现了娜塔成立的"减糖好好"脸书社群，并参考了社群里许多实用资讯。其实娜塔是我的旧识，但现在她的体态跟以前完全不一样了！这更加让我们认定了减糖的神奇功效。这一回，我们减肥减得很有信心，比以前尝试任何方法时都感觉扎实，而且娜塔提供的菜单做起来美味可口，每天吃也不会腻。

减肥不是要你隔绝一切美食，反而要慢慢来——只要体重越来越低，往正确的方向前进就好，减得越慢，就越不容易复胖。

很多人一天到晚嚷嚷要减肥，但真正能做到的有几个人？大部分人只是想一想，然后觉得很难就放弃了。我也曾是那些人之

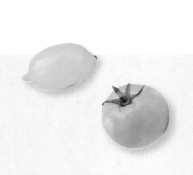
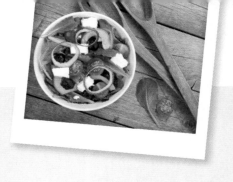

一，但这一次请相信我，减糖能让减肥变得轻松，而且更重要的是，持续下去，把它变成生活的一部分，会让你永远待在瘦子圈。

对于中年人来说，父母的健康是孩子最大的财富，美食永远都在，不会跑掉；但健康不同，你不能置之不理，以免来不及挽回，所以必须即刻开始。我大力推荐《我的第一本减糖书》这本好书，让你每天吃饱吃好之余，还能变瘦，重获苗条身材和健康。从现在起，每天叫醒我的不再是闹钟，而是体重计上那一点一点变小的数字。

（本文作者为个人品牌商业教练）

要是没有减糖，我绝对会胖一辈子

过去我一直把自己的肥胖归咎于家族遗传、新陈代谢慢，觉得胖就是先天条件差。30 岁后，我发现想瘦变得越来越艰难，尤其生完小女儿"星球妹"之后，我的体重逐渐攀升，居高难下，更加肯定了"此生都不会瘦"的消极想法。

其实，肥胖时我并没有特别放纵，因为爱漂亮嘛，每当看自己不顺眼时，就会"又"开始节制饮食或密集运动，但不是效果不好，就是难以坚持。一想到"又要减了"就很不情愿，心想我要瘦，怎会这么难呢？那些"减肥"的日子，我从来没有瘦身成功过。直到两年前，我开始接触减糖饮食，才终于发现难瘦的真正原因——糖分没控制！

减糖的奇迹出现：我一举瘦身成功（体脂率从 32% 降到 22%），维持两年不复胖，意外收获的是精神饱满、肤质变好、过敏改善，身体仿佛重塑！过去我只肤浅地想着变瘦变美，没想到减糖的同时我还获得了更棒的礼物——健康。

减糖同时减掉了我不健康的饮食习惯，帮助身体找回自我。回想当初若不下定决心减糖，我绝对会胖一辈子！

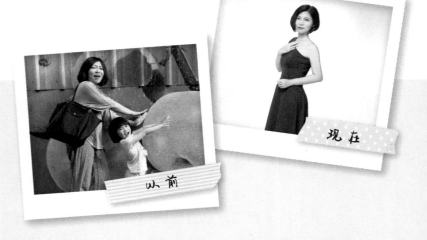

以前

现在

瘦下来之后，我的体力比以前好太多太多，开设了脸书社群——"减糖好好"，与大家互动，半年多人数累计将近 30 万，增速十分惊人！无数朋友因减糖而改头换面、拥有健康，生活更加积极美好，我深以为然。对许多想轻松拥抱幸福的人来说，当务之急便是控糖、减糖。

我通过亲身实践，累积了非常丰富的经验。这本《我的第一本减糖书》具有清晰易懂的知识，为初学者或是已有减糖基础的人在促进代谢上提供了更多方法。

只要好好执行，绝对能让你的减糖计划突飞猛进。然后你会发现一件更神奇的事——这本书看到最后就知道了。

从今天起，一切就从减去多余的糖分开始吧！

好好减糖，你必将看到更加美好的自己。

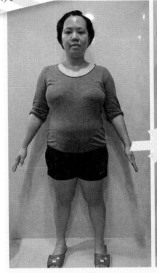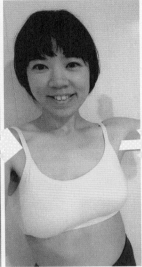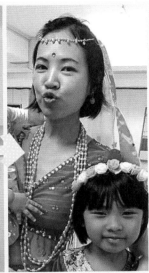

1. 林沛欣

我是年近 40 岁的二宝妈妈，在二宝还没生产前，便思考着当孩子 20 岁时，我也 50 多岁了……不行，我必须变健康、活更久，这样才能跟女儿拍姐妹照（没错，人生就是需要这种超级肤浅的目标）。于是我定下目标：在生完二宝之后，我要"打掉重练"！

二宝满 5 个月，我便开始运动，但是 11 个月过去只瘦了 5 公斤。后来，经由堂妹介绍加入"减

| 奋斗成果记录 |
2017 年 11 月 10 日—2019 年 5 月 6 日
体重：70.8kg→52.6kg（-18.2 kg）
BMI：29.1 → 21.6（-7.5）
体脂：40.3% → 25.1%（-15.2%）
内脏脂肪：8.5 → 4（-4.5）
体龄：50 岁→32 岁（-18 岁）

糖好好"脸书社群后，如醍醐灌顶，立马也入手研究娜塔老师的书——《一日三餐减糖料理》。就这样，我花了 7 个月执行减糖饮食，到目前已减下了 13.2 公斤。

天呀！我真的回到瘦子行列啦！！！减糖真的是没时间运动的妈妈的好方法！

◎身体方面的变化

1. 作用之一是皮肤越变越好。原本生理期都会在下巴冒出好几颗痘，如今已有减少的趋势。

2. "大妈"强势逆龄，已被好几人夸奖看不出来是二宝妈妈。

3. 肥肉变少了，老公说有点想念肉肉时候的我（以前软软的）。我问老公是认真的吗（这是我原本的身材哦）？老公回：肉的瘦的我都爱（是真爱无疑）。

4. 整个人精神抖擞。

◎生活习惯的改变

1. 从小我就是个胖子，看到爱吃的东西就狼吞虎咽。减糖之后，我变了，开始懂得细嚼慢咽地感受食物，懂得感觉自己快吃饱了就要适度停止，懂得多喝水，懂得饮食顺序（菜→肉→淀粉），懂得分配减糖饮食内容【菜（两手捧起的量）＋肉（一手掌可摊平的量）＋淀粉（一个或半个拳头大小）】。

2. 靠着减糖饮食瘦下来后，肉也松了，为了让自己更健康、结实，我开始挤出时间培养运动习惯。初期自己设定连续 30 天运动目标，例如，第一个月卷腹 50 下，第二个月卷腹 100 下。以自己可接受的强度增加其他运动，但基本上都是在家就可以徒手训练的。久而久之，没运动就会觉得浑身不自在，而且我越来越喜欢慢慢做运动，像是在跟自己的身体对话，很放松，没压力。

3. 喝温水。起床来一杯，饭前来一杯，饭后来一杯，下午茶也来一杯，没事多喝水。

4. 能煮就自己煮饭，大多以快速便利的方式烹煮。如果太累不想煮，那就去外面吃吧！不要给自己太大压力。早餐、午餐、晚餐搜寻家附近适合的店家，偶尔享受一下不用切菜、煮菜、洗碗。

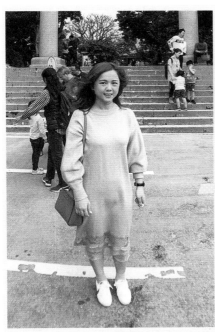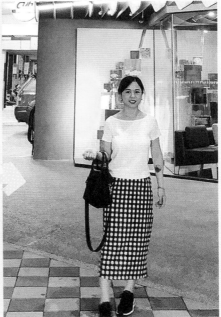

2. 李小丸

　　我跟先生交往 5 年、结婚 3 年，刚交往时我身高 1.66 米、体重 53 公斤。这几年先生不断喂食，每天晚上消夜不间断。结婚前我的体重直飙 58 公斤，还被先生叫"小胖妹"。直到体重即将冲破 60 公斤，我才意识到自己太放纵了，很幸运地看到了"减糖好好"脸书社群，于是开启了我的减糖人生。本来我都要

| 奋斗成果记录 |
2018 年 7 月—2019 年 5 月
体重：59kg→51.5kg~52kg（-7.5kg~7 kg）
体脂：30%→20.5%~21%（-9.5%~9%）
内脏脂肪：4→2（-2）
体龄：30 岁→20 岁（-10 岁）

穿 M 码或者 L 码的裤子，瘦下来后去服饰店，店员都是直接拿 S 码的给我，这真的让人觉得努力是值

得的。朋友、同事看到我，第一句话都问我怎么瘦的，我会说"饮食减少碳水化合物，蔬菜、蛋白质吃到均衡，然后运动"。

每个人总是回我"就这么简单？"其实一点也不简单，你试试看就知道了。

减糖期间最常听到别人跟我说："你又不胖，干吗减肥？"其实我只是想要让自己的体态漂亮。身体代谢正常，人就健康。

当然我也遇到过瓶颈期，这时我会稍微放纵一下，喝个珍珠奶茶、吃一包小泡芙，有时甚至还吃快餐，减糖真的无须禁欲。

此外，要告诉减糖新手，你花了5年、10年甚至更长的时间当个胖子，千万不要觉得减糖1个月就能让你变成瘦子。最后，还是要感谢娜塔、赞叹娜塔，因为有你，我才能活得更健康！

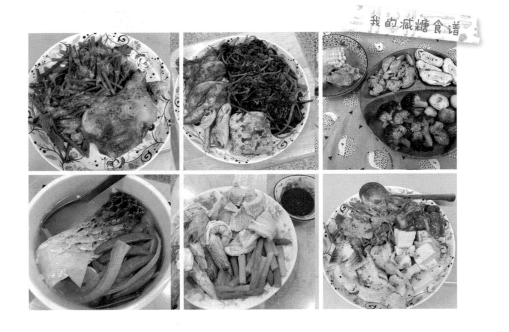

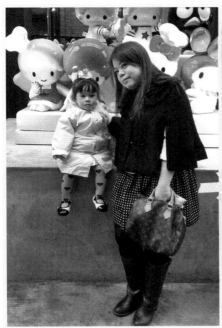
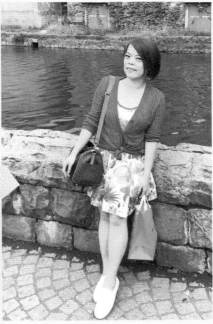

3. Erica Wang

就算是我看到过去胖的自己，也是会被狠狠吓一跳。我最热爱的食物是白米饭、各种面包，通常每餐都吃两碗饭，然后下午茶再加一两个面包，于是体重就这样来到了79公斤，我身高才1.6米……

79公斤时，我有了要认真减肥的念头。之前总是断断续续地

| 奋斗成果记录 |
体重：79kg → 56kg（-23 kg）

减，减了一些再吃一些，体重忽高忽低。后来接触到娜塔的脸书，调整吃东西的概念，一样吃白饭、面包，但变成一天吃半碗饭，面包真的就减量到少买少吃，搭配

力量训练、快走、拳击，瘦到 56 公斤。不得不说，减糖让减肥不再是一场噩梦，而且吃好吃饱没有罪恶感。

　　基本上什么都可以吃，我吃快餐时也会喝可乐，薯条更是我的最爱，只是增加了计算糖类的技能。例如，吃三明治可以少一片中间的面包，一样好吃却少了负担，可乐分别人喝，自己喝到也开心，薯条就偶尔开心吃一点……只要糖分控制得当，瘦下来就只是时间问题。

　　瘦下来的好处是找到了自己的锁骨，终于可以戴项链；可以买的衣服多了，终于有我挑衣服的时候，而不是我被衣服挑。当然，最重要的还是身体的负担少了，变得更健康，感觉可以再好好地多活几年了。

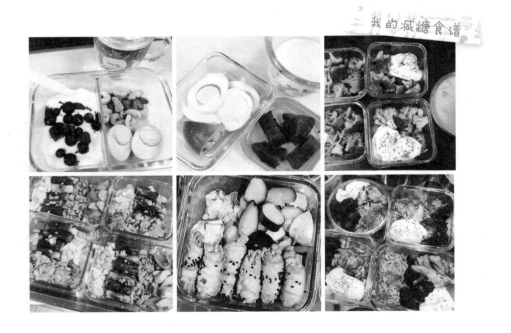

我的减糖食谱

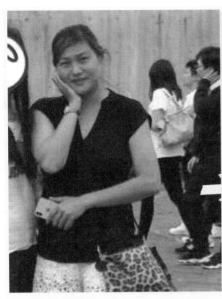
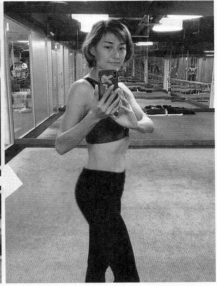

4. 吕天秤

以前常常忽胖忽瘦的，因为瘦下来后会复胖，参加了"减糖好好"社群，我一直没复胖，真的太感谢了。我真心觉得三分锻炼、七分吃是不二法则。以前月经来时都要吃止痛药，腰酸到快断了。减糖后吃得正确，现在完全不会痛，还能去运动。减糖真的有效！

| 奋斗成果记录 |

46 岁，身高 1.66 米
2018 年 9 月—2019 年 5 月
体重：58kg → 46kg（-12 kg）
体脂：37% → 17%（-20%）

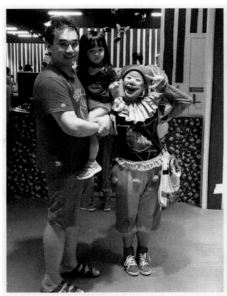
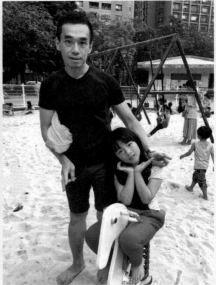

5. 杨钧之

当初想要减重，除了宝贝女儿想要瘦爸爸，主要是因为我一直以来都有高血压和心跳过快的问题。我到诊所打流感疫苗时，因为 BMI 破 30 而可免费施打，医生也叮嘱我注意心血管问题，所以我开始下定决心减重。

减重的方式是以改变饮食和运动双管齐下，饮食方面以 16 种谷米和全麦杂粮取代白米饭、白吐司等精制淀粉，不吃油炸裹粉的食物，不喝含糖饮料，餐餐都有蔬果及蛋

| 奋斗成果记录 |
2016 年 9 月—2017 年 4 月
体重：110kg → 74kg 维持至今
体脂：32% → 13%（-19%）

白质。

运动方面，因为没时间去健身房而在家进行力量训练。初期体脂率太高以有氧运动为主，目前因为要增加肌肉量及雕塑线条，在做力量训练。

第一章

减糖是促进新陈代谢的
有力行动

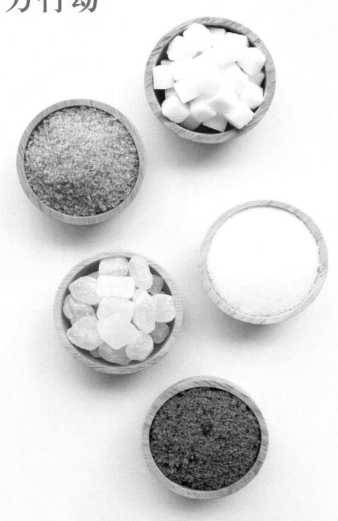

不只因为爱美才减肥，要知道肥胖会引发许多疾病（例如糖尿病、心血管疾病等），大幅增加患病的可能性。体脂太高除了特殊原因，一般都是不注重饮食引起的，最主要的就是日常摄取了过多糖分，糖分累积多了就会转化为脂肪。

减少过多糖分的摄取，把每天应摄取的量调控在一定范围，脂肪燃烧速度变快，新陈代谢速度加快，人就会变得窈窕、年轻、有活力。

所以，减糖本身就是一种促进代谢的有力行动，再加上其他增强代谢的方式辅助，人就不再肥胖。

认识糖分

供给人体热量的营养素分别是：碳水化合物、脂肪、蛋白质。要特别注意的是，这三种营养素当中，只有碳水化合物会导致血糖上升，从而引起肥胖。要先将体内的碳水化合物代谢完才会消耗脂肪，减糖可以降低体脂的关键原因就在这里。

碳水化合物中的膳食纤维，因为无法被人体消化吸收、不会产生热量，所以可以直接扣除掉，相减之后获得的糖分就是净碳水化合物（简称"净碳水"）。本书所讲的"减糖"，就是减少日常饮食中的净碳水摄取量。

怎么计算糖分呢？计算公式是：

碳水化合物－膳食纤维＝糖分（净碳水化合物）

例如，每100g未烹煮的黄皮马铃薯，总碳水化合物含量为14.3g，膳食纤维含量是1.2g，它的糖分含量就是 **14.3-1.2=13.1g**。也就是说每100g的黄皮马铃薯，含有约13g的糖分。

辨别糖分好简单

既然知道控制糖分才是瘦身关键，那么就要从了解日常饮食的"糖值"开始。以下列出由浅入深的简易教学，帮助你在减糖饮食方面迅速上手。

快速辨认糖分

由六大类食物了解概略的糖分数值，先有基础概念，会更清楚地辨别饮食的糖分高低。

六大类食物所含糖分概略分布

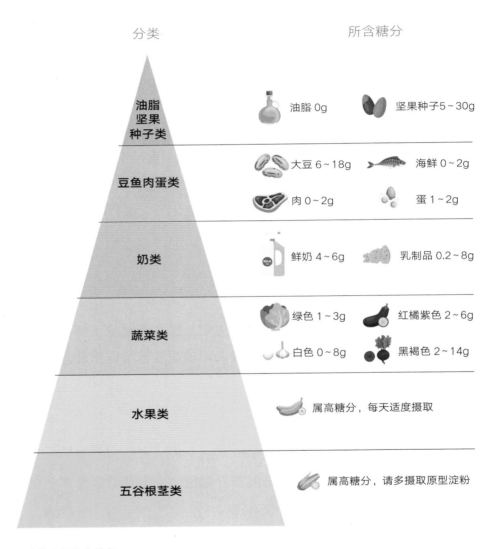

分类　　　　　　　　　　　　所含糖分

油脂
坚果
种子类　　　　油脂 0g　　　　坚果种子5～30g

豆鱼肉蛋类　　大豆 6～18g　　海鲜 0～2g
　　　　　　　肉 0～2g　　　　蛋 1～2g

奶类　　　　　鲜奶 4～6g　　　乳制品 0.2～8g

蔬菜类　　　　绿色 1～3g　　　红橘紫色 2～6g
　　　　　　　白色 0～8g　　　黑褐色 2～14g

水果类　　　　属高糖分，每天适度摄取

五谷根茎类　　属高糖分，请多摄取原型淀粉

* 食物全是生食状态
* 食物计重单位统一为 100g（100ml）

包装食品：直接参考外包装的营养标示

糖分计算公式：碳水化合物－膳食纤维＝实际摄取的糖分

减去膳食纤维的原因是它在人体消化道无法被消化酶分解，其中的水溶性纤维还会阻碍碳水化合物的消化与吸收，所以是可以扣除掉的。然而，多数食品的膳食纤维含量都不高，有些会直接列出碳水化合物这一行，可将碳水化合物的数值视为糖分含量。

若是遇到膳食纤维清楚列出的营养标示，请记得将碳水化合物中的膳食纤维数值扣掉，才会获得实际的糖分。

例如，罐头玉米上的包装，很明显标出每 100g 含 14.3g 的碳水化合物、2.5g 的膳食纤维。所以，我吃了 **100g 玉米粒，摄取的糖分是 14.3-2.5=11.8g**，也就是吃进 11.8g 糖分。如果我只吃进 50g 玉米粒，就是吃了 5.9g 糖分。依此可按自己吃进的

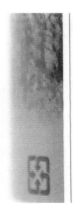

营 养 标 示		
每一份量95g		
本包装含3份		
	每份	每100g
热量	73 大卡	77 大卡
蛋白质	2.3g	2.4g
脂肪	1.6g	1.7g
饱和脂肪	0.4g	0.4g
反式脂肪	0g	0g
碳水化合物	13.6g	14.3g
糖	7.0g	7.4g
膳食纤维	2.4g	2.5g
钠	152mg	160mg
汤汁不计		©General Mills

量去计算。注意：糖已经包含在碳水化合物之中了，所以请不要再把它另外加或减。这种算法是算出吃进身体的实际糖分，也就是所谓的净碳水化合物。

如果该产品没有标示"膳食纤维"一项，该怎么看呢？通常有两种情况：

1. 产品中不含膳食纤维或含量极微，所以没有标示出来，那么请直接看碳水化合物那一行数值，就等于含糖量。

2. 产品没有标示，先请参考碳水化合物那一行的数值，之后有机会多比较同类型不同品牌产品再判定。

原型食物：上网查询常见食物营养成分表

有些食物没有包装可以参考营养成分，像米饭、蔬菜、肉类、豆类等，尤其是从菜市场买的食材，大部分都没有标示营养成分，该怎么办？还有，想大致了解常见的调味品营养标示时要去哪里查？

其实不用担心，绝大多数的常见原型食物都能在网页上查到详细的营养成分，而且除了糖分、热量，其他各种营养素的数据通常都很详细。只要在你经常使用的营养成分查询网站上输入想要查询的食物，例如"花椰菜的营养成分含量"，就能快速了解你想要的答案。你也可以搜索"常见食物营养成分表"，通过图表就可以对日常食物的营养成分一目了然。

减糖饮食就是不吃淀粉？

很多人会问："减糖就是一口淀粉都不吃吧？"首先要特别澄清一下，减糖的方式有很多种，但跟淀粉摄取量极微的生酮饮食是不同的。

减糖的基本概念是从减少精制糖和精制淀粉摄取量开始的。精制糖指的是非食物本身含有的天然糖分，是人为炼制的加工糖，像砂糖、冰糖、红糖、黑糖、高果糖玉米糖浆等。精制糖没有营养、空有热量，摄取后很容易导致血糖飙升，促使胰岛素大量分泌。胰岛素分泌浓度越高，脂肪的代谢力就越差。糖摄入过多除了容易造成发胖，还易引起蛀牙、成瘾、加速老化、造成身体发炎，几乎没有任何好处。甚至有人称糖为"合法毒药"，所以少碰为妙，减糖就对了。

精制淀粉指的是加工去除麸皮、种皮的淀粉制成的食物，像白米饭、白吐司、米粉、麻薯、面条、汤圆等，特别容易被人体消化吸收，导致血糖迅速上升，容易引起脂肪累积。

更不用说含有精制糖和精制淀粉的糕点、饼干了，糖分更是惊人。

所以，不建议大家常吃精制糖多的食物，但含有多种营养素的一些天然糖（如蜂蜜、椰糖）和优质淀粉（如糙米、豆类、玉米、南瓜、马铃薯等）是可少量食用的。虽然仍需留意分量，但相较之下，含原型淀粉的食物适宜多了。

原型淀粉对身体健康有益，能帮助肌肉生成及燃脂。尤其是运动量大的人，在运动前后需要补充适量糖分作为维持肌肉的能量。

健康的减糖饮食不是要你不吃淀粉，而是推荐你选择对身体好的淀粉来源。不够好的淀粉也并非永远不能碰，只要对糖分有基础了解，清楚明白精制淀粉徒增肥胖又无营养价值，你自然会知道该怎么选择。

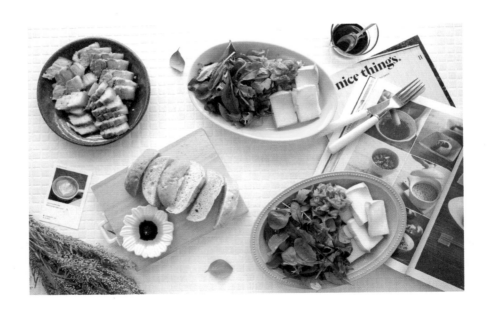

减糖的好处太多了

1. 最明显的优点：拥抱易瘦体质，变美、变年轻，重新活过来

从小就是易胖体质的我，因为不懂减糖的原理，所以即便在代谢旺盛的发育期，也一直是肥肥肿肿的。生了两个孩子、年近40岁才开始减糖，在一般人认为代谢走下坡的阶段，减糖反而让我比少女时期更窈窕，而且超过两年不复胖。

减糖后，维持身材变成超容易的一件事。整个人脱胎换骨，常常在采买时听到好多店摊的老板叫我"妹仔"。我一点也不觉得他们只是客套，因为肥胖的时候我都被喊"太太""大姐"。对比之下就知道胖的时候有多显老。

由于减糖是真正有感觉地降体脂，会让人燃起无比强大的信心，一鼓作气，努力坚持，这些在"减糖好好"脸书社群有无数成功案例可以证明。

2. 精神、体力变好，做事效率一级棒

很多人餐后常有想睡、呵欠连连的情况，这种时候要好好审视一下是不是摄取了过多糖分。因为高糖食物食用后容易促使血糖飙升，初始会精神振奋，但接着很快会感到昏沉无力。

减糖后因血糖稳定，就不易出现疲倦、嗜睡的情况；睡意减少，做事情的专注力和执行力自然更好。我以前是容易疲倦的人，时常做一点事就喊累，但减糖后我很少白天想睡，做事的效率真是没话说，因此我能做好本职工作并打理好家庭。减糖帮生活做了根本的调整和改善，我做任何事都变得轻松很多。

还有因为减糖以原型食物和简单调味为主，简化烹调步骤，不再老是花漫长时间煮食，彻底减少这部分耗费的工夫，我有更多精力专注于家庭和工作，真是非常感谢。

3. 不易感冒生病，减少罹患疾病的风险

我坚持减糖的这两年，感冒次数少到自己都惊讶，因为以前每年至少感冒四五次，但减糖的第一年竟一次都没得过。后来偶尔感冒，也在几天内就痊愈了，明显感受到身体的自愈力大大提升。

原来高糖食物吃下肚，除了分泌胰岛素努力让血糖平稳下来，身体同时承受着许多负担，也就没有多余力气发挥自愈力抵抗疾病。减少糖分摄取能让血糖稳定、不造成身体耗能费力，而且能降低糖尿病、高血压、痛风、癌症、心血管疾病等发病的可能。

此外，当身体糖分过高，血液因高血糖状态而黏稠，导致血液循环下降，代谢跟着变慢。减少糖分能使血液循环更畅通，让身体机能保持在最佳状态。

4. 减少过敏概率

黄鼎殷和沟口澈等专业医师都提出，降低糖分摄取可以减少过敏发生，因为稳定血糖能让身体免疫力正常调节运作。比如，我减糖之前，鼻子及皮肤过敏症状一直对生活有些困扰，经常动不动揉鼻子或抓皮肤，做事专注度也受到影响。减糖后这些过敏不适的情况减少很多，虽然它只是一种习惯的改变，不像开刀用药那样立即有效，但身体会自然而然感受到差别。

5. 皮肤水润透亮

年龄越大，越容易肤色黯淡、肤质干燥，时常长出密集又小颗的粉刺，减糖后我的肤况稳定下来，变得水润透亮。这点我觉得很神奇，查询很多医师的说法，其中江部康二和西胁二医师都提到这是因为基础代谢率提升，改善了新陈代谢，肌肤会变得水嫩、有光泽。

素颜也一样气色好，省去好多保养时间，更节省不少美容方面的昂贵花费。减糖真是再好不过的美丽投资！

6. 不易焦躁，情绪稳定愉快

"吃甜食会很快乐"其实是天大的误会。或许很甜、很美味的食物会让人产生幸福的幻觉，但食用后血糖不稳定，容易导致情绪波动大，高血糖也会让脑内的快乐因子——多巴胺分泌减少，容易产生负面情绪。心情若时常不佳、沮丧，对生活一定会有或多或少的影响。想要常保情绪稳定、愉快，减糖会有很大帮助。

7. 吃好吃饱，维持健康的饮食

想要维持一个好的健康习惯，需要找到能够愉快坚持的方法。

"三餐好好吃，就不会乱吃有的没的！"正是我维持两年不复胖深刻的体会。以充足膳食纤维、适当好油脂及优质蛋白质等为主的减糖食谱，是真正能够吃饱、不会挨饿的健康饮食，同时也是能够持之以恒的主要原因。

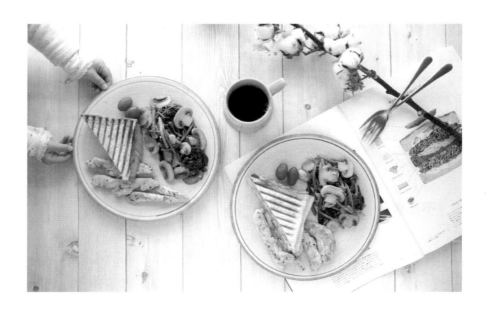

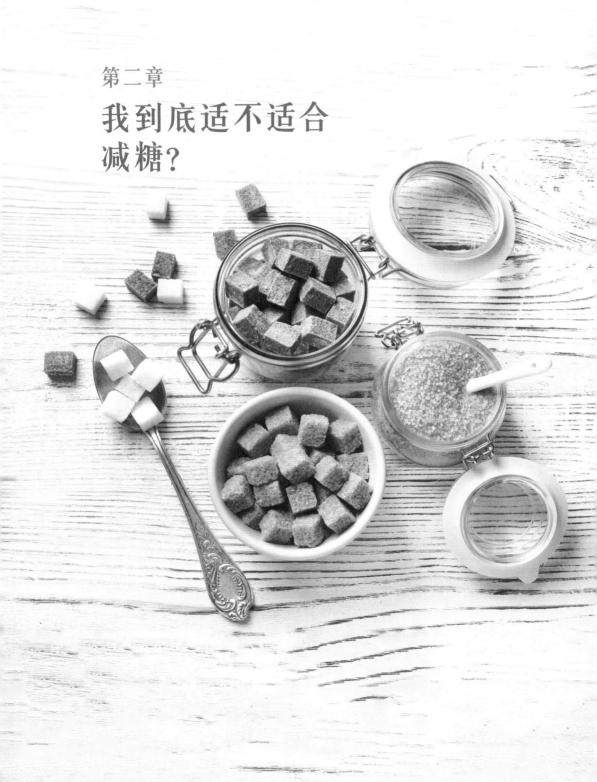

第二章

我到底适不适合
减糖？

大家对减糖有所认识后，看到对健康和代谢的促进有这么多帮助，通常都会忍不住想立即展开行动。不过，每个人的身体状态不一样，千万别盲目跟从，要清楚自己的情况后再决定是否执行。

不同族群的糖分摄取建议

给中低活动量族群的糖分摄取建议：50～100g 糖／日。

想瘦身的减糖族群
建议每餐少于 20g 糖，一日三餐总和为 50~60g 糖，维持身体健康及糖分基本需求，每日勿低于 50g 糖。

健身及运动量大的族群
每个人对自己的身形、健康需求不同，运动前后对糖类和蛋白质的需求也不同，为避免肌肉损伤，需要适度补充，所以请根据自己身体状态和活动量做调整。如果对身形有更高要求，可寻求专业教练及营养师指导。

不适合减糖的族群如下：

成长发育中的幼儿及青少年：只要减少日常饮食中的精制糖和精制淀粉，多供给原型食材即可。因为处于发育期的孩子新陈代谢正旺盛，没有超重或肥胖的情形就不用刻意减肥，以免影响发育。

怀孕及哺乳期的女性：可以减少日常食物中的精制糖和不必要、不健康的添加物，不建议采取瘦身的减糖方式。因为怀孕跟哺喂母乳时，母体和孩子都需要充足的养分，若是因过度减糖而让泌乳变少，孩子就没办法喝到足够的乳汁，母体恐怕也会因为不当减糖导致血糖太低、晕眩不适。

血糖异常、糖尿病确诊患者：注射胰岛素跟服用降血糖药的人，为了避免引起血糖过低的情况，请勿自行任意减糖，要执行前务必先咨询专业医师。

肾脏功能衰退、肝硬化、心血管及其他特殊疾病患者：为了避免在不清楚自身疾病是否适合减糖的情况下执行而出现问题，这类人群也请先评估身体状况和咨询医师再决定，以免对病情造成影响。

新手入门问答

看到许多人因减糖而变得健康、瘦身、更有元气，你可能会感到疑惑："我到底该怎么开始？执行过程遇到的问题，只有在我身上发生吗？"

别担心，这篇新手入门问答中集合了我长期回复读者的经验，选出"减糖好好"脸书社群最常出现的问题，你在减糖初期不妨先参考一下。

Q：减糖时只需要注意糖分摄取的多寡吗？

A：减糖初期，糖是要注重的第一要素。一旦食用过多，没代谢掉的糖分会转化为脂肪囤积在体内，所以当然要优先控制糖分摄取量。但注重糖不代表一天摄取的蛋白质、总热量等来源不重要，实际上，当你将每日糖分控制好，热量自然控制在理想范围。

Q：减糖一定要每天吃三餐吗？

A：有些人因为工作导致用餐时间不固定，不是每个人都能三餐定时定量，这是难免的。但身体若时常处于饥饿状态，会很容易暴饮暴食。突然大量进食，身体会分泌更多胰岛素让血糖浓度降低，如此反复恐怕会降低细胞对胰岛素的敏感度，引发血糖不稳定。

无论基于生理或心理，餐餐吃足、正常进食不仅有助于维持身体代谢稳定，还能减少心灵空虚和时常暴食乱吃的状况。

Q : **基本进食顺序是什么？**

A : 理想的用餐顺序是：

富含膳食纤维的食物（如蔬菜类、菌菇类、海藻类）

↓

富含蛋白质的食物（如豆类、肉类及海鲜类）

↓

糖分含量高的食物（如淀粉类或水果类）

先从低糖、高纤维质的蔬菜等开始吃，比较有饱足感，不容易引起血糖快速上升，对消化也有帮助。若一开始就食用高蛋白质食物，糖分虽然低，但不易消化，同时容易有一饿就不小心吃太多，导致摄入蛋白质过量。所以，建议先多吃蔬菜，再吃肉或海鲜，保持平稳的血糖，最后食用糖分高的食物就不易引发肥胖。

并非一定要先吃完高纤维质食物才能吃其他食物，而是建议一开始要先从糖分低的吃起，也就是说，你可以先吃几口菜再吃肉，而糖分高的食物则建议放到最后吃，同时留意控制摄取量。

Q：一定要自己煮吗？对于外食有没有好建议呢？

A：想吃得健康，就要了解自己每天吃进什么、餐点内的食物成分及为何很重要。减糖时想调控好自己的糖分，自己煮是最推荐的方式，但现代人生活紧张、工作忙碌，无法时常自己煮。没时间的话，不用给自己压力，外食时尽量避开米饭分量高、勾芡羹汤多、调味重或加工繁复的料理，建议多选择可以看到食物原型、少调味、能单点不同菜色的餐厅。例如，西餐、小吃店、自助餐、火锅店、便利超市、日式料理店等，都是很不错的选择。

Q：减糖是不是不能喝汤呢？

A：当然不是，建议汤品多选择原型食材炖煮的清汤，少喝调味过重或面粉、淀粉含量多的浓汤。

Q： 不小心一餐糖分超标，或是假日松懈而吃太多高糖食物，怎么办？

A： 既然"不小心"，那就别放在心上，平时继续维持减糖习惯就好。时常给自己压力，或是把减糖视为一种刻意的饮食手段，你动不动就会冒出想吃大量淀粉、甜点或加工食品的欲望，吃完后感到后悔或自我厌恶，很容易放弃。减糖是一种愉快、易坚持的健康习惯，然而你想吃糖分超标的食物也不是罪过，偶尔吃一些轻松一下无妨，要记得保持愉快心情才能持之以恒。

Q： 减糖期间，我便秘了，怎么办？

A： 建议除了多喝水，还要观察是否有油脂摄取过少的情形（例如不敢吃油脂含量高的食物、料理不放油等）。因为肠道若缺乏油脂润滑，容易导致肠蠕动功能变差，这样就会造成便秘。同时也要注意是否有膳食纤维吃太少、运动量不足、作息不正常等情况，调整好这些生活习惯，排便自然顺畅。

Q：执行一段时间，我的体重没有明显下降，但是衣服明显变宽松了，请问这样正常吗？

A：恭喜，体态变好比体重数字降低更重要。别忘了减糖是减少体脂的有效方法，所以不要心急，多给自己一点时间，边执行边观察，效果一定会越来越好。

Q：生理期时，我发现自己变胖了，这是正常的吗？

A：女性在经期前，体内的黄体酮大量分泌，容易出现水肿的情况，这时体重增加 1～2 公斤是很正常的，等经期过后就会渐渐恢复。别因为一时发胖就气馁，保持好减糖步调就对了。

Q：怀孕或哺乳期间可以减糖吗？

A：怀孕和哺乳期间可以少吃精制糖类成分高的食物，但是不要执行瘦身时采用的每日 50～60g 糖分的饮食方式。这个时期是母体需要体力、小孩最需要养分的时候，吃进什么非常重要。若刻意减糖，可能会因为血糖太低而晕眩不适，请务必留意！

面对亲朋好友的反对意见，
我该怎么办？

我刚开始减糖的时候，时常在餐桌上听到我老公怀疑地说："吃这么多会瘦？你骗谁！"

不要说他怀疑，过去长年节食、饮食清淡少油的我也很担心，看着眼前丰富的餐点，每吃一餐都满怀罪恶感。但减糖后这种感觉一下子就消失了，因为我确实瘦了，身心各方面状态都跟着变好了。我家那个向来爱唱反调的男人后来不但跟着我一起吃，聚会时甚至比我还卖力宣扬减糖的好处。

减糖让我恢复了真正该有的样子，找回了自己。所以，你根本不需要大费唇舌去说服任何人。当大家看到你瘦了、变年轻了，忍不住问你："怎么做到的？"这就代表你成功了。

有些读者跟我说，在执行减糖初期，身边亲友充满质疑的关心让他很灰心，自己也会怀疑眼前正在做的事是不是错了。因为我们过去一直认定主食就是一碗白饭或面，觉得多吃肉或油一点的食物一定会发胖。殊不知清淡却高糖的饮食，埋藏着更多肥胖、不健康的隐患。

身体力行，证明给他们看吧！坚持减糖习惯就对了。

当大家看你变得更好，你会发现反对声渐渐消失，支持你、和你一起减糖的人会越来越多。

就像我当初以为减糖只是让我瘦，没想到变得越来越健康、快乐、有自信，每天更积极地生活，还影响好多人，一起拥有健康、幸福的人生。这种大家一起变得更好的感觉多么美好，实在太庆幸知道和坚持这个方法了。

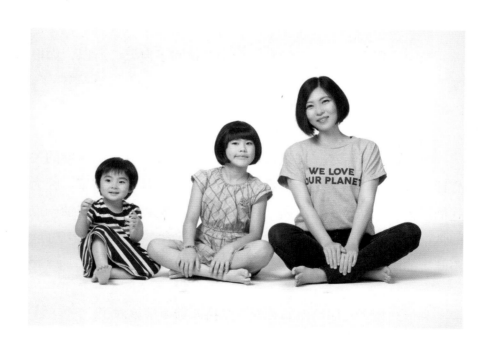

执行减糖初期
可能出现的情形及应对

　　减糖是很温和的饮食方式，但因为每个人体质不同，有些情况或许会在初期出现。若有发生以下情况无须担心，不妨参考看看，按自身情况调整。

　　抽筋：饮食中缺乏钙、钾、镁都可能会引发肌肉痉挛，请先审视自己的饮食中较缺乏哪些矿物质，再适度补充含量高的食物（例如含钙的黑芝麻、含钾的苋菜、含镁的海盐和坚果等）。不过，引发抽筋的因素其实非常多，若频繁发生，还是要咨询医师进一步了解。

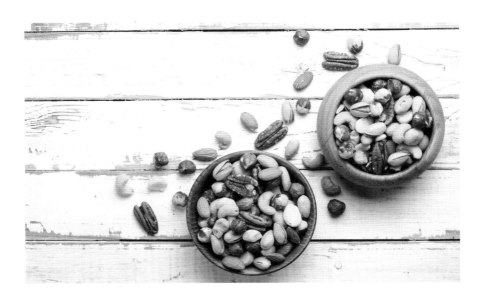

口渴：突然大量减少糖分，有可能会导致肾脏排泄更多钠而带走体内水分，同时许多矿物质也跟着被排出体外，因为电解质不平衡而轻微脱水，就会容易感到口渴。建议这时多补充水，并注意糖分、矿物质等是否摄取过少。

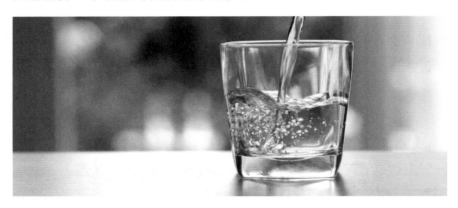

其他不适的情况：有些人在减糖初期会出现头痛、皮肤痒等情况，一部分原因是身体还不适应减糖饮食，但并非每个人的原因都一样。建议减糖时务必记录每天的饮食状态，并思考有无其他影响因素。一旦出现不适，可先暂停，再注意观察。

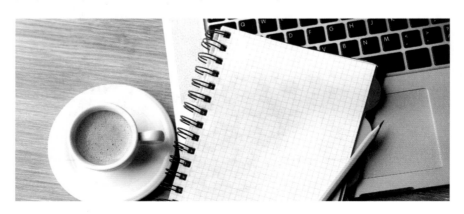

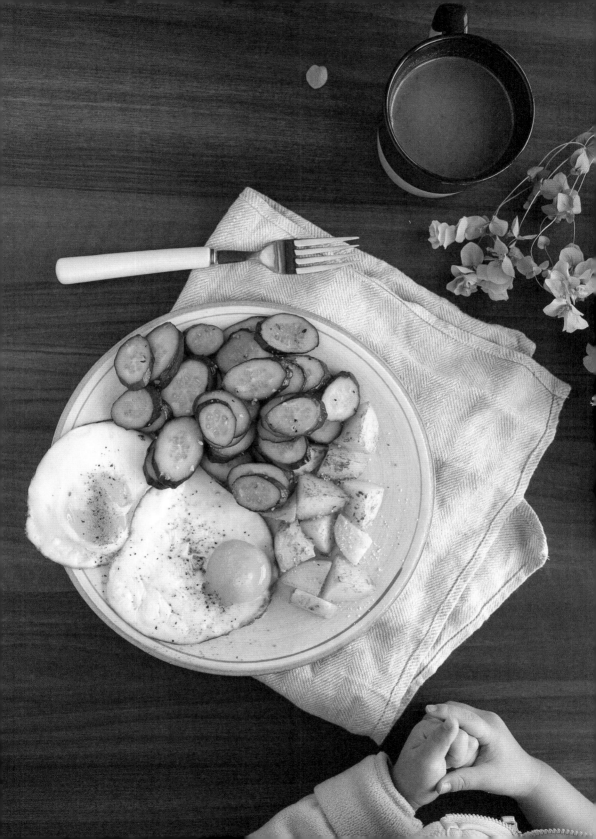

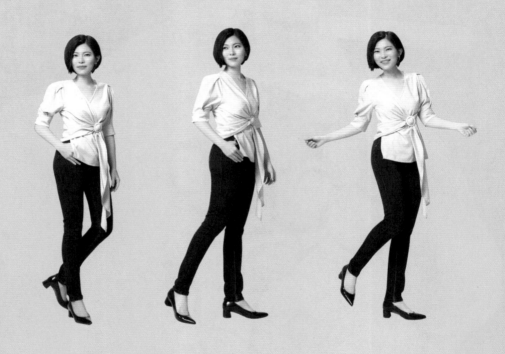

第三章

如何展开提升代谢力的
减糖计划？

吃好吃饱的基础餐盘示范

要代谢正常又顺畅，吃食物的原型永远是最佳选择。有机、天然的食物绝对比化学添加的好。在这个原则下好好吃吧，你将感受到这次减肥真的是吃得最好的一次。

每天三餐平均分配、定时定量，对促进消化和代谢都有帮助，每餐的搭配可以采用一个直径约 26cm 的大餐盘或分隔盘盛装，帮助自己了解每种食物的食用量。减糖的料理方式没有局限，煎、煮、炒、炖都很适合。不过，要避免高温烹调及油炸食品，减少吃进有害物质（如丙烯酰胺、多环芳香族碳氢化合物）的概率。

调味程度建议清淡或适中，调味料中确定不含精制糖的是盐、香辛料（葱、姜、蒜、胡椒、罗勒等）和天然香草（月桂叶、迷迭香等），其他像酒、酱油、番茄酱、甜面酱、糖醋酱等因糖分含量多寡不一，可以适量采用，但要避免选择精制糖量多或勾芡的调味酱料。料理需要表现出甘味及甜度的话，可以采用天然果汁、赤藻糖醇、罗汉果糖替代砂糖或果糖；需要勾芡或增加黏稠度时，可用洋车前子谷粉、打碎的金针菇等代替淀粉，美味也不打折扣。

减糖饮食就是让食物回归原始自然的状态，一餐的基本组合可以参考下页图示进行餐盘配置。无论在家煮或是外食，都建议以这个基础餐盘搭配做参考。

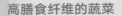

高膳食纤维的蔬菜

以低糖分的绿色蔬菜为首选，分量要最多，其他颜色蔬菜分量次之。全部蔬菜的分量目测约两手铺开摊平那么多，未烹饪前称重为100～200g。

高蛋白质食物

以动物肉、蛋、海鲜、大豆类食物为主（红肉分量要特别控制），每天需控制在100～200g。目测约一只手掌摊平的分量。

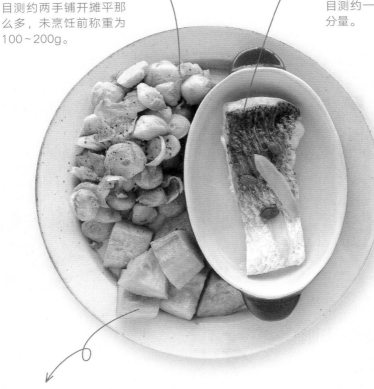

原型淀粉、其他食物

吃糙米、地瓜、南瓜、芋头、马铃薯等含原型淀粉的食物容易消化吸收、促进脂肪代谢，会比吃白米、面包等精制淀粉类食物好。淀粉类食物比其他食物容易导致血糖上升，建议在一餐的最后序位食用。

其他食物如奶类、水果、坚果等，可适量调配补充。油脂方面要多用好油，并酌量添加。

每人每日的饮食摄取量需达到自身的基本门槛——基础代谢率（BMR，basal metabolic rate），不宜超过每日总消耗热量（TDEE，total daily energy expenditure）。在这个应摄取的范围内，参考基础餐盘的饮食比例好好进食，均衡营养，供给身体需要的养分，新陈代谢自然稳定、顺畅。

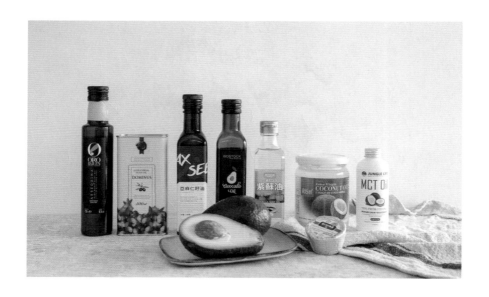

不再畏惧油脂：
摄取好油

忘了从什么时候开始，大家闻"油"色变，把食之无味的水煮餐视为瘦身必吃，纷纷认定油就是导致肥胖的元凶。我承认自己多年来也深信不疑，多吃一点食物油就浑身不自在，"滴滴计较"，担心得很，不时会趁大家没看到的时候夹菜过水，以为小心注意就能减少脂肪囤积。没想到"惧油"不仅瘦不下来，还换来皮肤粗糙、易便秘，贸然减少油脂甚至一度让我经期紊乱，当时并不晓得是油吃太少的原因。

我是减糖之后才认识油的。起初是因为油脂无糖而被吸引，后来仔细研究才发现代谢的许多能量来自脂质，它能启动多种荷尔蒙运作。简单来说，就是吃好油才能促进代谢，帮助维持身材。

减糖饮食的油脂摄取一点也不困难，只要先记住以下两个重点：

1. 吃优质又新鲜的好油：油脂摄取来源不限，但要避免食用反式脂肪酸高的油脂，尤其是人工氢化后的酥油、乳玛琳（植物性黄油）或油炸过的食物，对健康没有好处，请尽量减少食用。

2. 适量摄取油脂：每日摄取的热量达到自身基础代谢率即可，这一点可作为食用量是否足够的判断。

你会慢慢发现，减糖后也不用特意去选择低脂的食品，尤其是市售的低脂牛乳、低脂调味酱等。因为减少脂肪也就少了香气，所以通常会提高糖的比例来维持风味，不知不觉让你吃进更多糖，要小心哦！

接着，我们来更进一步认识油的种类及来源：

不饱和脂肪酸是首选

通常在常温下是液态的，像橄榄油、亚麻籽油。

饱和脂肪酸为次要选择

通常在常温下是固态的，例如猪油、牛油、奶油。

以上是快速判别油脂种类的二分法。以不饱和脂肪酸作为首选是因为这类油对心血管的影响较小，已证实具有降低血液脂肪，以及提高好的胆固醇 HDL（高密度脂蛋白）的效果。

减糖时推荐吃的好油，参考以下表格会更清楚：

饱和脂肪酸	促进代谢的油脂来源种类	推荐原因
中链脂肪酸	椰子油、MCT 油（Medium Chain Triglycerides，MCT）	比其他脂肪酸更容易消化吸收，不易转化为脂肪
不饱和脂肪酸	**促进代谢的油脂来源种类**	**推荐原因**
Omega-3	鱼类油脂、坚果、紫苏油、胡麻油、亚麻籽油	是人体必需脂肪酸，能降低胆固醇，抑制体内发炎。在体内容易转换成能量，根据身体需要转换成 DHA（二十二碳六烯酸）和 EPA（二十碳五烯酸），有助于活化脑细胞，改善神经衰弱
Omega-9	酪梨、苦茶油、特级初榨橄榄油、无糖花生酱	不易氧化，可减少血液中的胆固醇，抗发炎

注意，我们应摄取的油脂不止以上几种，这里只是选出我比较推荐的，这样在挑选时更易于辨别。油脂在烹煮时，要特别留意少采用高温，以免破坏好油的营养价值，这样吃进身体的油才真正对健康有益。

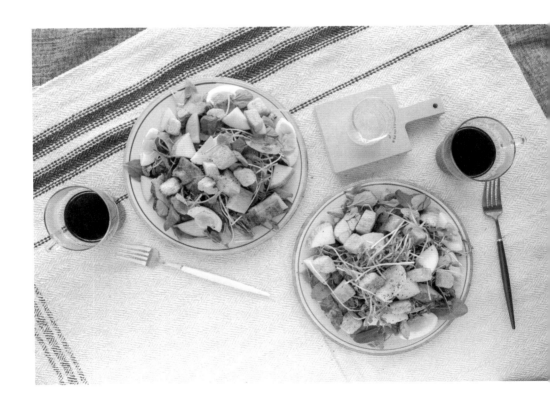

维生素C的适当补给法

　　如果正常从多种食物中摄取营养，就不用担心维生素摄入量不足的问题。但是，蔬菜量提高，水果却吃得比以前少，总觉得维生素C的摄取量不太够，到底该怎么做才能避免这个问题呢？

　　维生素C可以提升免疫功能、抗氧化、刺激胶原蛋白的合成。若长期缺乏，有可能易疲劳或引起牙龈发炎，适当补充就能避免这些情况发生。

　　减糖时，维生素C含量多的水果吃的量较少，建议采用以下两种方式应对：

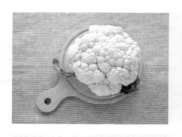

多吃白花椰菜

每100g白花椰菜，维生素C含量为62mg，糖量为2.5g、热量23大卡。
白花椰菜的维生素C含量相当高，而且具耐热性，加热烹调营养成分也不易流失是它很大的优点。

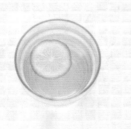

每天来杯柠檬水

柠檬汁液中的糖分很低，维生素含量也丰富，建议每天喝1~2杯柠檬水，可以列为饮水量。
柠檬水的做法：
一杯500ml的开水中加10ml新鲜柠檬汁，维生素C含量为3.9mg，糖量为0.7g、热量3大卡。
如果怕柠檬汁保鲜没做好而导致营养流失，建议用迷你分格附盖的冰块盒保存。

突破停滞期：帮助全方位调整代谢

减糖的减肥效果很显著，不过，瘦身多少都会碰到停滞期，这是正常的。这是一种自我保护机制，当身体适应环境后会暂时保持恒定状态，需要持续减糖并采用多种方式刺激代谢，才会启动容易燃烧脂肪的体质。

不要以为只要在吃的方面做改变就好，以下因素时常被忽略，其实它们也会影响减肥计划的成效。打起精神调整一下，停滞期根本不用怕！

饮食要变化

饮食改变一段时间后，有些人一见体重没变化就开始心急，接着最常犯的错误就是少吃。岂知动不动节食、挨饿会导致代谢下降，日后可是更容易复胖啊。所以，停滞期务必牢记在心的首要信念就是"要吃够！"请认真念一遍。

减糖除了高糖跟精加工的食物要少碰，我一直强调没有什么不能吃。只要对食材和调味品的含糖量有概念，用餐前自然会拿捏。但是，每个人都有口味偏好，经常会吃类似的食物，因为习惯已久不想改变，一倦怠难免会寻求含糖量高的食物的慰藉。

在减糖时，多尝试不同食物，经常变换菜单接受新的刺激，你会发现减糖能吃的食物范围很广。你摄取的营养多元、丰富，心情会越来越好，减糖从此不只是习惯，更是一种乐趣。你自然而然地持之以恒，就能轻松拥有易瘦体质。

| 水要喝足

知道吗？水喝太少，燃烧脂肪的速度会变慢。保持水分摄取主要是维持基础代谢功能，让心血管正常稳定运作，并且促进体内排毒。

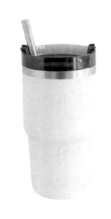

关于一天到底要喝多少水，有医师建议一天至少喝 2000 毫升，也有许多营养师主张每天饮水量为"体重（公斤）×30 毫升"。无论你采用哪一种方式，请务必记住：除非你有心、肝、肾脏等疾病导致肾功能较差，无法正常排出水分，否则请选择适合自己的饮水量，一天内分多次饮用。

只有纯粹的白开水才能被称作"饮水量"，其他如茶、咖啡、牛奶、蔬果汁等饮料都不算。如果你觉得老是喝水很无趣，可以加少许天然香草或柠檬浸泡增添香气，也是让水变好喝的小诀窍。此外，也可以选择口感好的无糖气泡水替代，但是为了避免胀气不适，请注意不要在运动后喝。

还有，随身携带大容量水瓶或吸管杯装水，就可以减少没时间喝的借口。总之，无论如何，请让自己习惯喝足够的水，让代谢天天保持在最佳状态。

运动不可少

注重减糖就是因为饮食非常重要，是减肥成功的关键。但是别忘了减肥的主要目的不只是瘦，还要让自己拥有"改善生活习惯的健康能量"。

"七分吃，三分练。"饮食跟运动必须同时注重，才能减少肌肉流失。运动是为了增加肌力、耐力、免疫力和促进血液循环，在生理、心理方面都增进健康。更重要的是，请明确自己的运动目标到底是什么，勿盲目跟从他人的目标而给自己莫名的压力，也别给自己定太严苛的目标。

先从能做到的开始就好，例如每天步行 30 分钟，或是每周 2～3 次充足运动（每次 30 分钟至 1 小时）。依自己的生活步调跟时间控管做考量再平均分配，能常常做到才是最重要的。

以我为例，我是拥有两个孩子的妈妈，同时也是文字工作者和网络社群经营者，每天穿梭于家庭和工作之间，是标准的"忙碌族群"。减糖一举瘦下来之后，虽然很想狂增运动量让体态更完美，但我的境况就跟多数人一样，并非每天都能去健身房运动。然而，我很清楚健康需要好的生活习惯，不能光靠饮食或只凭运动来维持，所以，我日常的健康管理经过不断调整分配后是这样的：

🚶 每天饮食保持 50～60g 糖。决定充足运动的当天，我会在运动前后增加糖分及蛋白质的食用量，整日的糖分摄取在 80～100g。

🚶 每周运动至少 2～3 次。运动类型以有氧运动（跑步）和无氧运动（健身房力量训练、深蹲）为主，每次进行 40～60 分钟。

🚶 有氧运动时会戴上运动手表观察自己的心率，自我要求每分钟需达 130 次。

燃脂运动建议至少需达到中低强度运动心率：
中低强度运动心率 ＝（220-年龄）× 60%～（220-年龄）× 80%

日常难得有空闲，我就去健身房活络筋骨；没有时间，就趁采买用品时多步行，或是三餐饭后深蹲 50～100 下，流流汗。这样一整天的精神会更好，压力也有了很好的释放出口。

切勿因心急或补偿心态（如一下子吃太多产生罪恶感）而密集、过量运动。应该像饮食一样均衡分配，把减糖和运动都视为一种习惯而非特殊手段，这样会减少很多"没时间运动"的借口，反而会越来越喜欢动一动。

睡眠须充足

别再熬夜啦！如果经常睡太少，发胖概率会非常高，比睡眠充足（每日 7～9 小时）的人高出 70% 以上的肥胖概率，很惊人吧？

这是为什么呢？睡眠不足会导致有"瘦身荷尔蒙"之称的瘦体素大幅下降，人不容易有饱足感；同时人体会分泌饥饿素，特别容易暴饮暴食、想吃高糖的食物，人就是这样不知不觉发胖的。

从今天起好好睡吧！成年人每天需要的睡眠时间最好保持在 7 小时左右，晚上建议不要超过 11 点才入睡。睡前别喝太多水或含咖啡因的饮品，尽量不要剧烈运动或使用电子产品。只要减少这些影响睡眠品质的行为，好好入眠绝对是你燃烧脂肪的好帮手。

常有好心情

压力大、负面情绪多，会促使分泌肾上腺荷尔蒙的量增多，使得血糖上升、脂肪囤积，体重跟着增加。同时会导致心理上的不满足，情绪一差就想用食物来喂饱心和胃，暴食之后产生罪恶感，接着又引发心情低落、乱吃一通，陷入恶性循环。

保持好心情，除了生活要常审视并调适，换方向多思考也有意外的帮助。例如：与其老心心念念"犯规"食物，不如多寻找适合的食物有哪些；常想着没时间好好活动，不如先从立即可执行的运动开始（例如深蹲）；在自己的兴趣上多投入时间，用心去挖掘生活美好的那一面，就不会轻言放弃。

实际上认真执行减糖，自己身上产生神奇的变化之后，你会时常感到轻松愉快，人一开心做起任何事都更顺心，周遭的人也会跟着被美好的情绪感染。而且，跟别人聊天时还多了一个很棒的话题，非常快乐。

要多多尝试

当健康成为跟呼吸一样自然的生活习惯，甚至变成一种兴趣时，每天丰富充实、乐趣多多的感觉会让人更有活力、心情飞扬。

在减糖之前，我对"健康"两个字并没有特别的感触，也没什么概念，直到经历身心上奇迹般的改变，才发现健康为我带来的还有启发生活的灵感。我常常觉得有好多事都想试试看，变得有信心、勇于挑战，不再轻易放弃，无形之中意志力变坚韧了，这是我以前从未想过的。

　　我刚开始不只靠减糖来维持健康，各种对新陈代谢有益的方式，我都非常主动地去尝试。例如，看到网络上分享矫正姿势有益体态美，泡热水澡跟冷水浴交错可以增加血管弹性、促进代谢等，只要不是对健康有害的，我都会试试看。因为好奇和新鲜感而让健康计划更有乐趣，我也很乐于跟身边亲友分享，让大家一起感受美好生活。

　　以上各方面都注意调整，并时常观察自己的身体，持之以恒，健康计划一定会成功。就算没有肥胖问题，照顾自己的身体也很重要，这本书可以作为居家必备的健康指引。

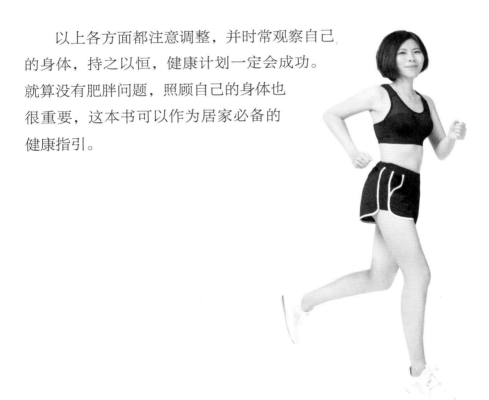

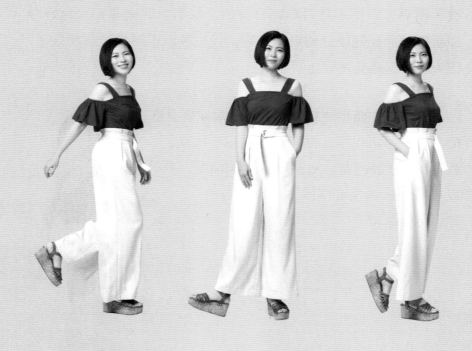

第四章
超级实用的
减糖技巧

本书食谱使用说明

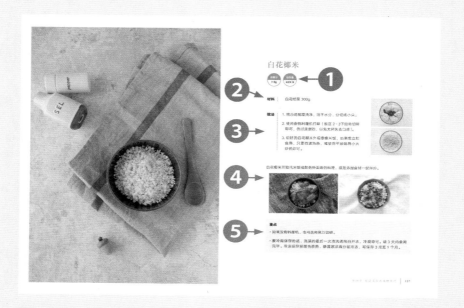

①　基本分量、含糖量及热量标示

　　每道菜的基本分量会标示出总量或建议的食用人份，同时标示该料理的总糖量及热量；建议分成多人份的食谱，会标示出一人份的糖量及热量作为参考。

②　材料标示

　　1 小匙 =5ml；

　　1 大匙 =15ml；

　　其他几乎都是以 g 计量。

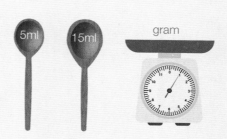

材料都是以生食状态称重，需去除不能食用的部位（如梗、蒂、根、籽、枯烂部分等），洗净沥水后称重，没有特别标示要去除不可食用的骨、壳部分的食材，请直接依据材料标示称出需要的重量。需要特别制作调味酱汁的部分，会另外标示出酱汁的材料。使用的厨具以平底锅、炒锅和汤锅为主，少部分会使用到烤箱、电锅、蔬果处理工具、空气炸锅等。

❸ 做法详解

所有步骤都是经过无数次实测后记录的，请先浏览一次做法再按照顺序制作，等熟悉之后可运用不同厨房器具灵活操作。

❹ 辅助做法步骤图或应用于其他料理的示意解说

有些做法全以文字说明，较难理解清楚，会针对初学者较难懂的步骤制作辅助说明的图片。偏向实用技巧的食谱，会提供延伸应用于其他状况的示范。

❺ 重点提醒

较多烹饪技巧的食谱，我会额外标注重点提示，帮助读者阅读后做出美味的料理，或是为初学者介绍较不清楚的食材和辅助工具。

1 /

不用糖也能腌渍：
果汁是最好的天然甜味剂

有些料理会放糖提升甘味，或是加含糖调味品腌渍，为了让食物更入味，一不小心就会加过量。市售的赤藻糖醇或是罗汉果糖、甜菊糖等代糖可取代砂糖使用。不过，虽然已被证实能安全食用，却具有昂贵、不易取得的缺点。这时不妨利用天然果汁来提升甜度，腌渍食物时还多了个软化的效果，非常推荐。

这里的果汁是指天然榨取的，建议多用低糖分、香气清新的柑橘类果汁，例如葡萄柚汁、柠檬汁和柳橙汁等。下面就来一一介绍。

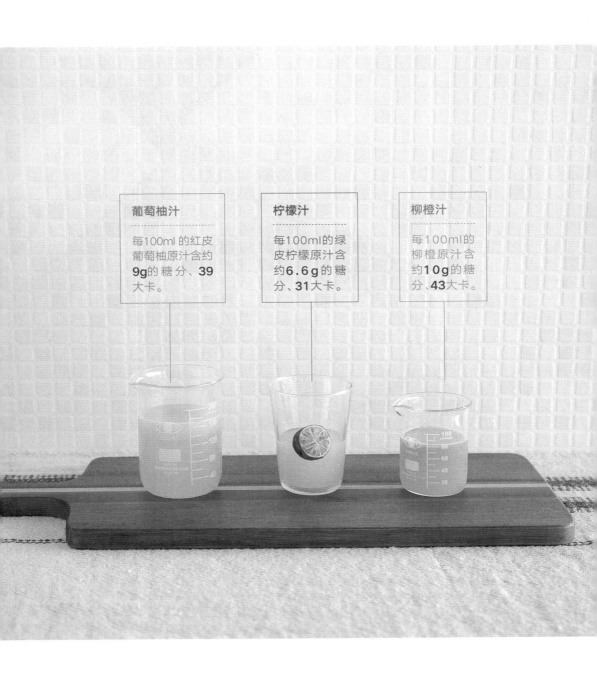

葡萄柚汁

每100ml的红皮葡萄柚原汁含约**9g**的糖分、**39**大卡。

柠檬汁

每100ml的绿皮柠檬原汁含约**6.6g**的糖分、**31**大卡。

柳橙汁

每100ml的柳橙原汁含约**10g**的糖分、**43**大卡。

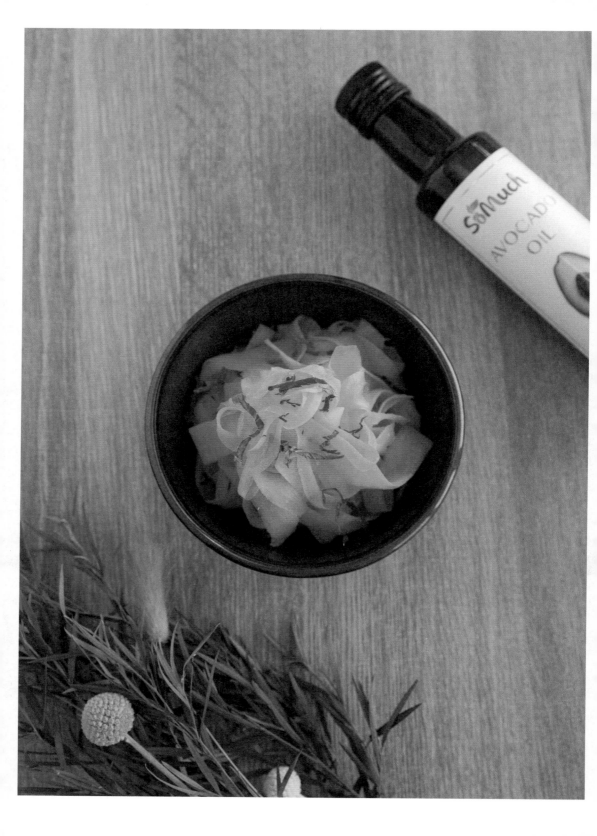

葡萄柚汁：

　　葡萄柚除了富含多种维生素，也含类黄酮，食用能增强人体免疫力、降低胆固醇、增强新陈代谢。唯有生病服药时要减少葡萄柚食用量，避免发生药物反应，使得部分药物在体内增强浓度或是代谢受影响。

　　葡萄柚汁适合凉拌小菜时添加，例如腌渍胡萝卜丝；或是跟凤梨汁、香橙汁、酱油、好油混合后熬煮成酱汁，淋在煎好的肉排上，增添果香风味，更加开胃。

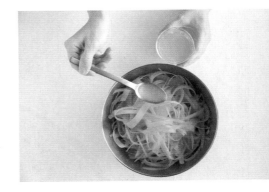

葡萄柚凉拌胡萝卜丝 【4人份】

 总糖分 19.3g 总热量 146大卡 1人份 4.8g糖 37大卡

材料	胡萝卜200g 新鲜葡萄柚汁2大匙 蜂蜜1小匙	酪梨油1小匙 海盐少许

做法
1. 胡萝卜洗净后削皮，接着削成长条片状，以滚水汆烫5~10秒后捞起，沥干水分后摊开放凉。

2. 将葡萄柚汁、蜂蜜、酪梨油、海盐放一起搅拌均匀，与胡萝卜片一起放入保鲜盒混拌均匀，腌渍30分钟后即可食用，冷藏半天再吃会更入味。

重点

·胡萝卜含有的β胡萝卜素在新陈代谢中具有抗氧化的作用，煮熟后吸收率更高。这道常备小菜可以经常制作放冰箱冷藏（保存最多3天）。因为这是小菜，每次吃的分量不多，所以不用担心糖类摄取过高而不敢多吃，作为便当配菜或搭配沙拉都很适合。

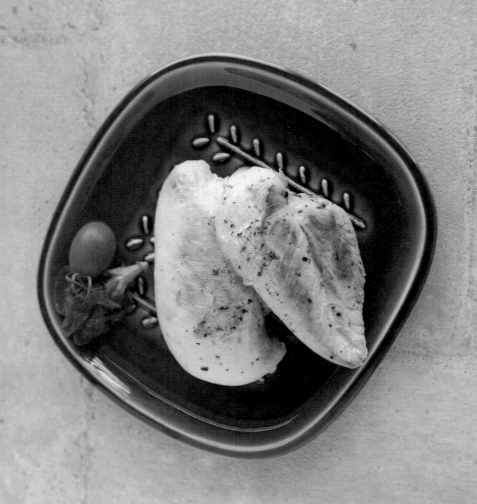

柠檬汁：

含有丰富的维生素 C，适量食用能消炎、消除疲劳、增强免疫力，还能促进消化、降低血糖及胆固醇等，好处相当多。但是柠檬汁的酸度高，在料理食物时的用量不宜太多。建议想要软化肉质、增添果香气味时使用，例如淋少许，和鸡肉、鱼等海鲜及海盐、胡椒一同腌渍再烹调，口感会更软嫩多汁。

或是用部分柠檬汁取代醋凉拌黄瓜，滋味更清爽。如果觉得甜度不够，可加少许天然蜂蜜提味。

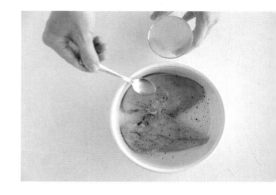

柠檬香草嫩鸡胸 【2人份】

 总糖分 2g

 总热量 365大卡

 1 人份 1g 糖 183大卡

材料	鸡胸 300g
	新鲜柠檬汁 2 大匙
	喜爱的干燥香草少许
	海盐 3g
	黑胡椒少许
	油 1 小匙

做法　1. 将鸡胸肉与所有调味料混合在一起，充分抹匀，腌 30 分钟。

　　　　2. 平底锅中火充分热锅，不用放油，将腌好的鸡胸肉放入锅内煎，两面各煎 1 分钟后转小火，盖上锅盖，焖 8 分钟，完成。

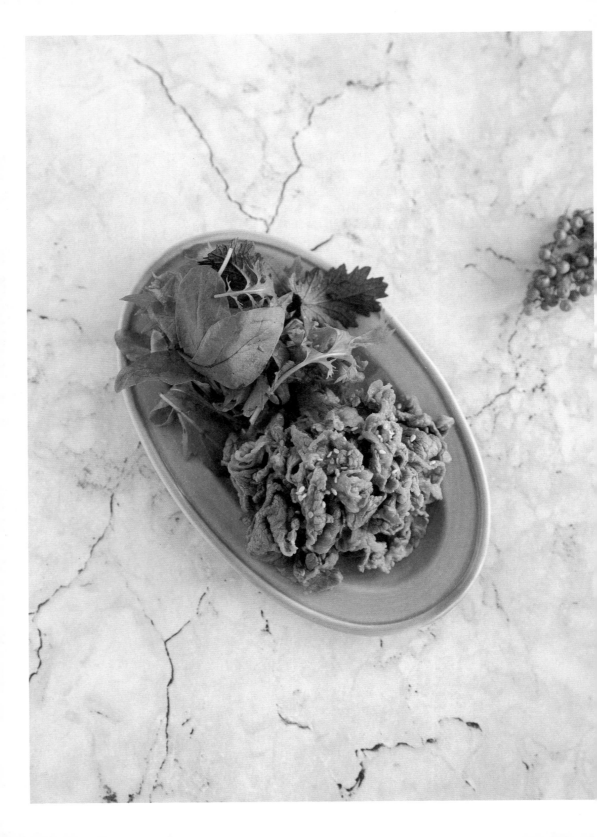

柳橙汁：

柳橙中的维生素 C 含量比柠檬和葡萄柚都高，酸度适中，尝起来甘味高一些，香气也更鲜明，跟柠檬对身体的帮助很相近。一个柳橙含 9～11g 糖，不一定要榨汁使用，直接当作餐后水果吃也很适合。

料理食物时用途很广，大部分家常菜都能用到。例如一般食谱中需要加 1～2 小匙砂糖的时候，可以用 1～2 大匙的柳橙汁代替；也可以用来腌渍白萝卜片、彩椒丝；或是小火熬至收汁放凉再和橄榄油、少许海盐跟蜂蜜调成沙拉酱汁，都不错。腌肉的部分最适合和牛肉片一同腌渍，能减少肉的油腻感，吃起来更清爽。

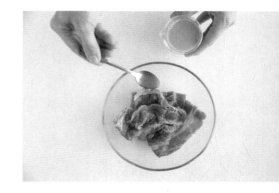

橙香牛肉烧 【2人份】

 总糖分 4g

 总热量 742大卡

 1人份 2g糖 371大卡

材料

牛小排肉片 200g
新鲜柳橙汁 2 大匙
酱油 1 小匙
海盐少许
白芝麻 1 小匙
油 1 小匙

做法

1. 将牛小排肉片和柳橙汁、酱油、海盐一起抓揉，腌渍 20 分钟。

2. 平底锅抹油，中火充分热锅后，将腌好的肉片放入锅中，转小火，煎至肉变色熟了即可关火。

3. 盛盘撒上芝麻即完成，建议另外搭配蔬菜食用。

2 /

蔬菜储存术

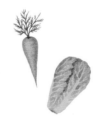

　　蔬菜在减糖饮食中占有相当大的分量，但大部分蔬菜的鲜度易流失、不适合重复加热，所以很多人在搭配时常疏忽。

　　其实只要运用一些小技巧，优先选择糖分低、维生素和营养价值丰富的深绿色蔬菜，以恰当的方式储存或腌渍，就能很好地解决没有时间准备或是蔬菜不再新鲜的问题。

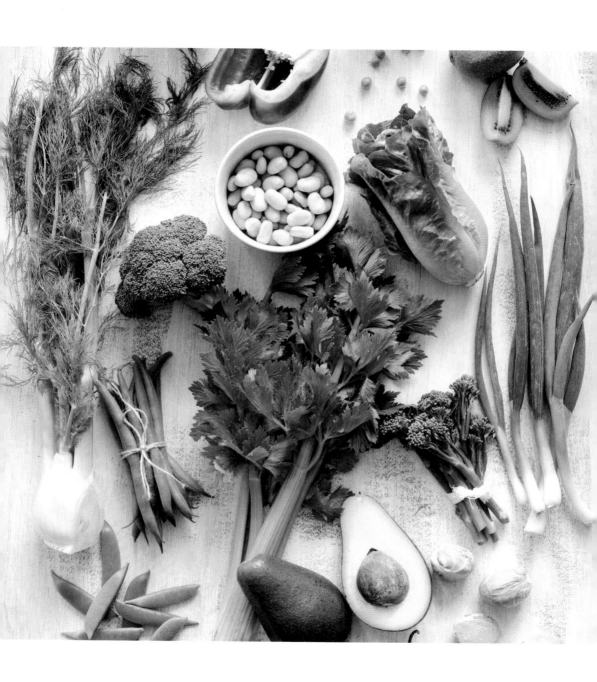

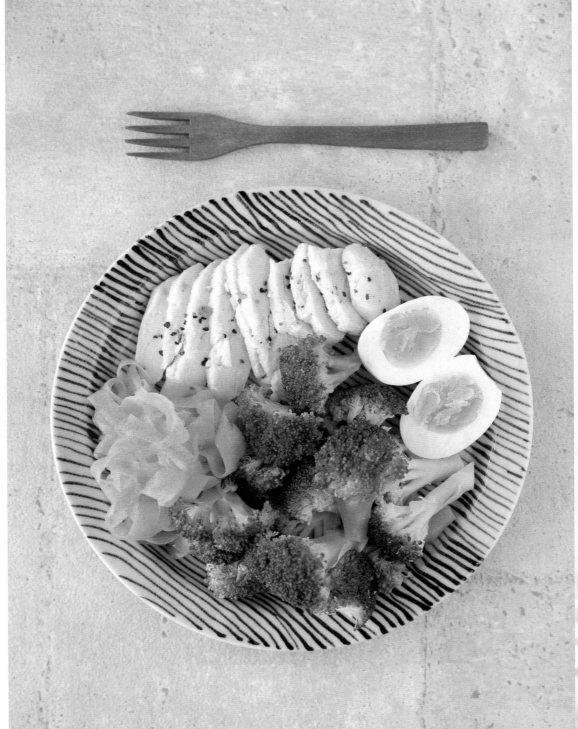

万用即食西蓝花

总糖分
3.9g

总热量
84大卡

材料　西蓝花 300g
　　　　盐 1 小匙

做法
1. 将西蓝花整棵浸水多次清洗后，对切成两半，准备大锅滚水，加一小匙盐，放入西蓝花氽烫3分钟。

2. 捞起西蓝花后，放凉再分切成小朵。

重点

· 要吃新鲜煮食的西蓝花，建议切成小朵调理。要常备储存的西蓝花则必须氽烫后再分切，这样冷冻存放后，甜度与营养不易流失。

· 冷冻可保存 15~20 天，存放前建议在保鲜盒内铺一层烘焙纸。为了好拿取，区隔出常用的分量并用烘焙纸隔开，每次要吃时取出一部分，可以解冻后再制作料理，或是微波加热直接食用。有空的时候多准备一些，日常配餐、用来做各种料理都十分方便。

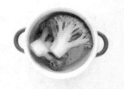

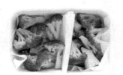

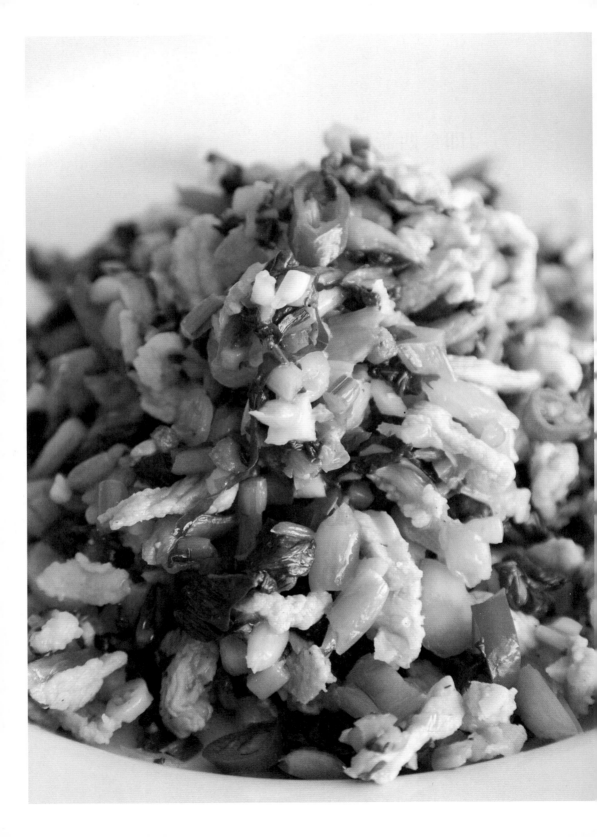

腌渍雪菜

总糖分
0g

总热量
36大卡

材料　雪菜 300g
　　　　盐 1 小匙

做法

1. 将雪菜洗净，只需把根部去除，接着铺开自然晾干，
   或用厨房纸巾将外表水分吸干。

2. 菜放进保鲜盒，撒入 1 小匙盐，盖上盒盖，摇晃均
   匀后，室温放置 10 分钟再放入冰箱冷藏。冷藏 2 天
   即完成自制雪菜（又称雪里蕻）。

重点

· 除了雪菜，也可选择上海青制作。这样的腌渍叶菜
  可延长保存时间，炒菜风味也特别好。

· 常见的用法：蒜末、辣椒入油锅以小火爆香，炒些
  肉丝，再将切碎的渍菜倒进一起炒熟，不必另外加
  盐，就能完成快速又美味的肉丝炒雪菜。因为滋味
  比一般炒蔬菜更浓郁，搭配蔬菜面（做法请参考第
  128 页一节的内容）或蒟蒻米一起食用味道也很好。

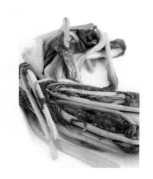

3 /

美味的
肉类料理及变化

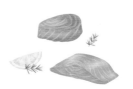

　　想增强身体代谢能力？建议多以原型食材制作料理，调味越简单越好，不仅身体容易消化吸收食物的营养，也能促进代谢。若一次快速做多人份常备保存，执行减糖时会更轻松。

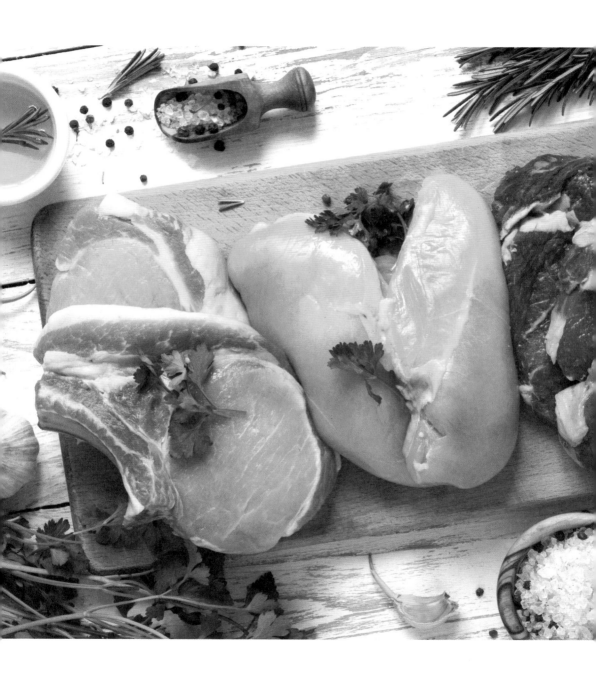

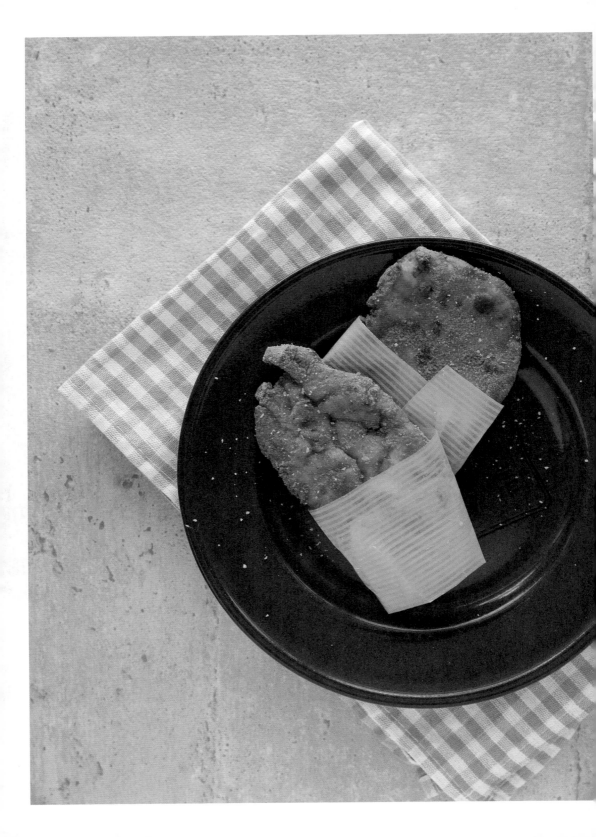

台味炸鸡排 【2人份】

总糖分
7.4g

总热量
328大卡

1 人份
3.7g糖
164大卡

| 材料 | 鸡胸肉 150g
黄豆粉 4 大匙
洋车前子粉 1 大匙
油适量 | 腌肉酱汁
材料 | 大蒜 1 瓣
五香粉 2 撮
罗汉果糖 1/2 小匙
酱油 1 小匙
米酒 1 小匙
盐 1/4 小匙 |

平底锅做法

1. 鸡胸肉剖半后，用肉锤将肉表面捶松，面积比原本扩大 0.5 倍(见图 A)。大蒜先切成末，再把全部的腌肉酱汁材料一起加进小盆内调匀备用。

2. 腌肉酱汁倒在捶打过的鸡胸肉片上，轻轻抓揉后腌渍 15~20 分钟。

3. 黄豆粉和洋车前子粉倒入调理盘内混合均匀(见图 B)，放入腌好的鸡排充分沾裹一层薄粉后，静置 5 分钟，待表面的粉返潮后再进行下一步骤。

4. 在平底锅内倒入浅浅的一层油，中火充分热锅，油中冒小泡泡后，就能将鸡肉放入锅里煎炸。待一面煎至金黄酥脆后翻面，转为中小火继续煎，两面都变成鲜明的金黄色即可起锅享用。

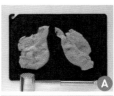
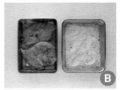

空气炸锅做法

1. 鸡肉处理及腌肉、裹粉的方式，请参考以上"平底锅做法"的 1~3。

2. 将裹好粉的鸡排表面刷上一层薄薄的油，放入空气炸锅内，以 160℃ 炸 10 分钟，打开锅子将鸡排翻面，温度调整成 200℃气炸 5 分钟，完成！

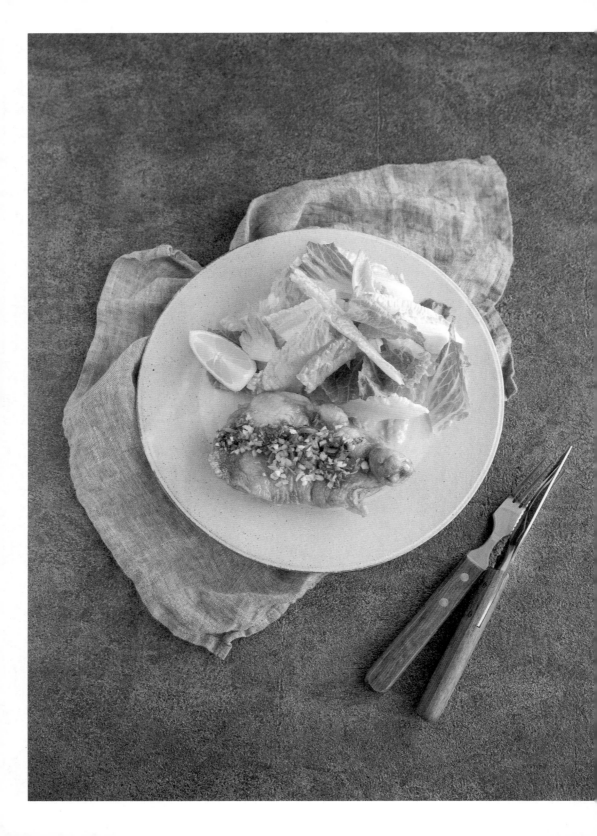

泰式酸辣鸡腿排 【2人份】

 总糖分 19.5g
 总热量 726大卡
 1 人份 9.8g 糖 363大卡

材料 | 去骨鸡腿排 2 只（约 400g）
| 盐少许

酱汁材料 | 大蒜 2 瓣　　　柠檬汁 1 大匙
| 辣椒 1 根　　　鱼露 1 大匙
| 香菜 1 株　　　凉白开 1 大匙
| 赤藻糖醇（或罗汉果糖）1 大匙

平底锅做法

1. 将鸡腿排两面撒上薄薄的一层盐，腌 15 分钟。准备酱汁，将大蒜、辣椒、香菜切成末，放进加入赤藻糖醇、柠檬汁、鱼露、开水的小调理碗内，调匀备用。

2. 鸡腿腌好后，用厨房纸巾吸干水分，平底锅不用放油，鸡皮朝下，先以中大火煎 1~2 分钟，然后转小火煎约 5 分钟，待鸡皮金黄酥脆后翻面，再以小火煎 6~8 分钟。煎好前，记得用筷子压住骨关节处与锅面贴平着煎，以免骨肉连接处没有熟透。

3. 煎好的鸡腿排装盘后，要吃之前淋上酸辣够味的酱汁，就可以开动啦！

空气炸锅做法

1. 鸡腿排处理及腌肉的方式，请参考以上"平底锅做法"的 1。

2. 鸡腿腌好后请用厨房纸巾吸干水分，鸡皮朝下放入空气炸锅内，先以 180℃气炸 8 分钟，打开锅将鸡腿翻面，转 200℃气炸 12 分钟。

3. 取出，装盘，要吃之前淋上酱汁即完成。

重点

· 鸡腿处理方式：请将无骨鸡腿排的表皮用叉子戳出一些洞（见图 A），鸡肉那面用小刀切划一些刀痕（也就是俗称的断筋，见图 B）。这样做可避免之后料理时鸡皮紧缩变形不美观，或是熟度不均匀。

· 酱汁调匀后放置一旁，建议要吃鸡腿时再淋上或蘸着吃，可保持鸡皮酥脆。

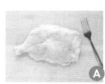
A

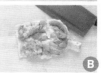
B

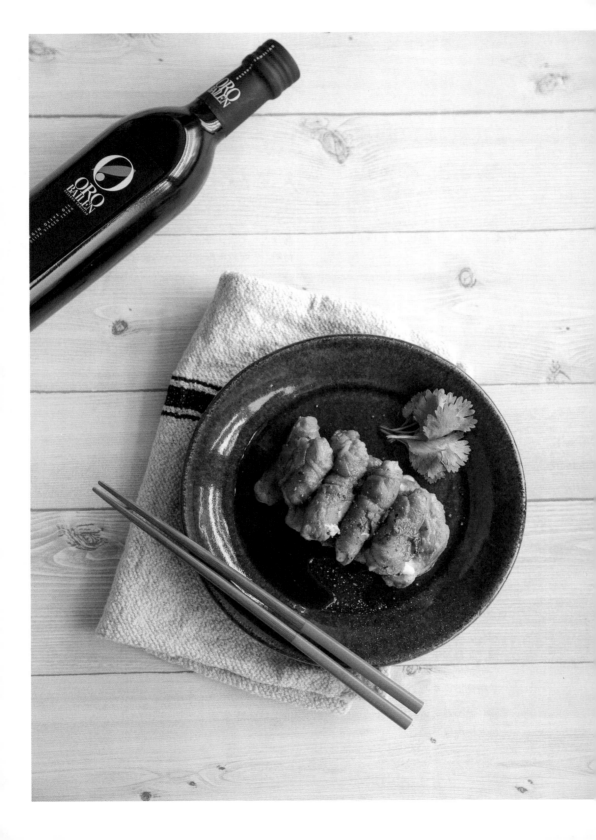

爆浆乳酪肉卷 【2人份】

总糖分 7.2g

总热量 367大卡

1 人份 3.6g 糖 184大卡

材料

牛梅花火锅肉片（或猪梅花肉片）150g
马苏里拉起司（mozzarella）50g
橄榄油少许

酱汁 材料

赤藻糖醇（或罗汉果糖）1 小匙
黑胡椒粉少许
酱油 2 小匙
味淋 1 小匙
水 1 大匙

做法

1. 将马苏里拉起司切成小长条状，用肉片仔细裹住起司，尽量不露出空隙（如右图）。

2. 在锅内抹上薄薄的一层油，中火热锅后，将肉卷一一放入，注意肉卷的收口处朝下先煎才不易散开。煎的过程转小火，将肉卷表面煎出金黄微焦的色泽后盛出来备用。

3. 原锅内倒入酱汁的所有材料，搅拌均匀后，转中火将酱汁煮沸，接着放入肉卷，在此过程中翻动肉卷，让酱汁均匀裹上，待酱汁煮至浓稠状，起锅盛盘即完成。

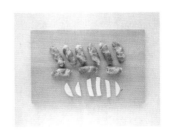

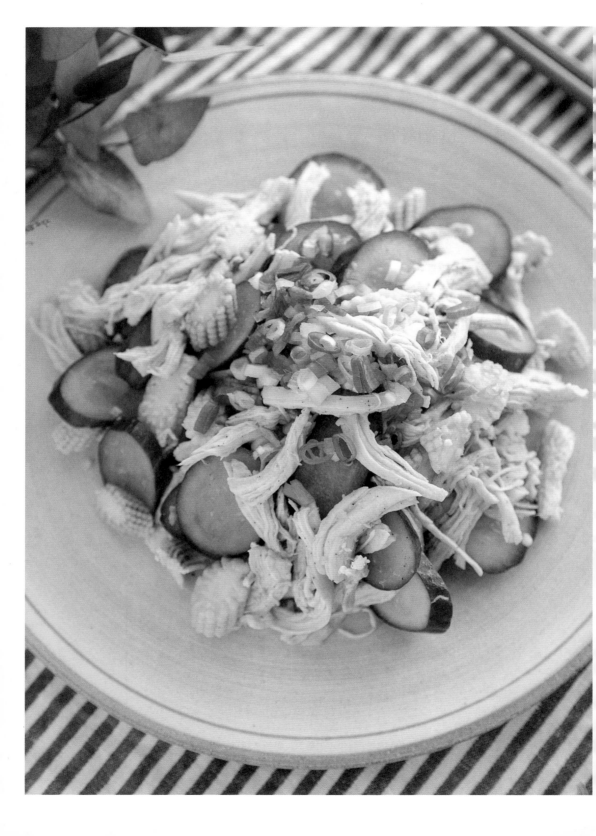

简易蔬菜盐水鸡 【2人份】

总糖分 8.8g 总热量 521大卡 1人份 4.4g糖 261大卡

材料

鸡胸肉 300g
小黄瓜 200g
玉米笋 100g
大蒜 2 瓣
葱 2 根
胡椒盐适量
盐适量
香油 1 大匙
煮肉汁 1 大匙

做法

1. 小黄瓜和玉米笋清洗过后斜切备用，鸡胸肉放入锅内，加 1 小匙盐并加水略淹过鸡肉，中火煮沸；再放进玉米笋和小黄瓜汆烫 5 秒捞起备用；接着转小火，焖煮鸡肉 8 分钟后熄火，整锅静置放凉。

2. 准备一个保鲜盒，将冷却的鸡胸肉手撕成丝状放入，再放入小黄瓜、玉米笋、切碎的蒜末和葱花、胡椒盐、1 茶匙的盐、1 大匙香油、1 大匙煮肉汁，充分拌匀后即可食用。

重点

· 食用时可依个人喜好，酌量增加辣油调味。

· 这道是一次大量制作可多人食用的常备减糖菜，冷藏保存，建议 3 天内吃完。

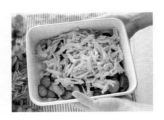

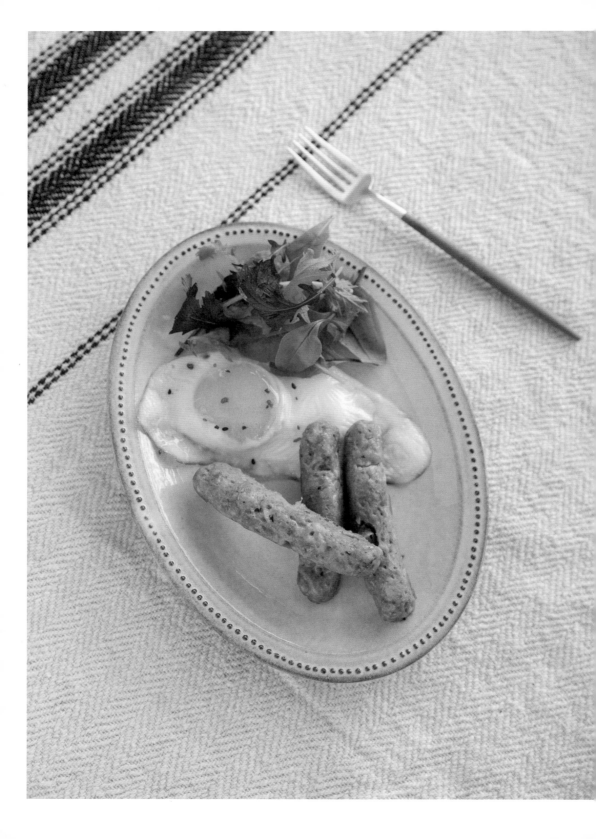

维也纳香肠 【10根】

总糖分 2.7g
总热量 1203大卡
每根 0.3g 糖 120大卡

材料

去皮猪肩胛肉 400g
大蒜 2 瓣
海盐 1/2 小匙
罗汉果糖 1 小匙

洋香菜粉少许
黑胡椒粉少许
烟熏红椒粉 1 茶匙
米酒 2 小匙

做法

1. 将猪肩胛肉切成一指节宽的块状，跟大蒜、海盐、米酒一起放入食物料理机打碎。若没有料理机，可直接购买肥瘦各半的绞肉，别忘了请肉摊老板绞细一点。

2. 将绞碎的肉放入调理盆，用橡胶刮刀拌出黏性，接着加进罗汉果糖、洋香菜粉、黑胡椒粉和烟熏红椒粉拌匀，放冰箱冷藏腌渍 30 分钟。

3. 腌好的绞肉分成 10 等份，填入耐高温的香肠专用硅胶模，填好后压扎实一点，接着将食物模放入烤箱，以 180℃烤 20 分钟就完成了。

重点

· 我用的香肠硅胶模其实就是制作宝宝香肠时用的工具。由于减糖时不建议常吃添加物多的加工食品，若想自制可运用这种便利的食物模，或是用烘焙纸将绞肉卷裹成长条状，再放入烤箱烘烤即可。

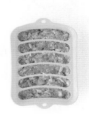

· 烤好的香肠可直接食用，作为早餐或便当都很适合，没吃完的可冷却后装入保鲜盒冷藏，每次要吃时再取出加热，建议 3 天内食用完毕。

4 /

卷馅饼皮替代品

减糖不适合吃一整个面包、馒头这类精制淀粉，那么吃薄薄的饼皮总可以了吧？！实际上，面饼（如蛋饼皮、墨西哥卷饼等）糖分还是挺高的，市售饼皮一片含 20～35g 糖，搭配其他食材仍想控制在减糖范围内，会比较困难。想提升代谢的时期，不妨多用生菜（两大片约 0.5g 糖）、豆腐包（1 片约 2g 糖）、海苔（1 大片约 0.1g 糖）等低糖食物替代，饥饿的时候多吃一些，也不担心糖分超标。

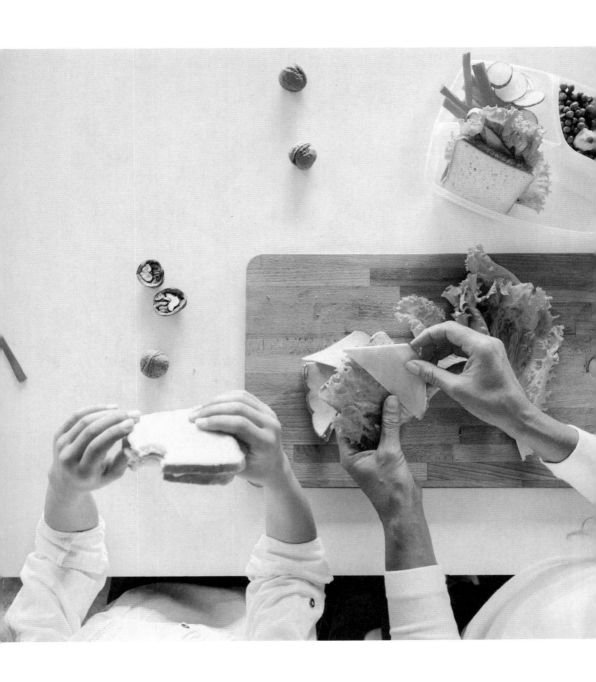

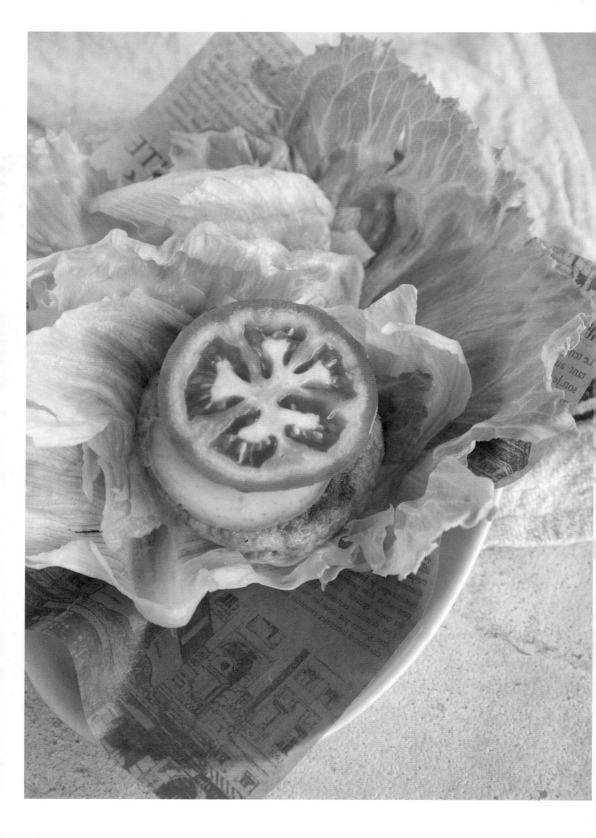

生菜酪梨虾排堡 【3人份】

 总糖分 6g

 总热量 800大卡

 1 人份 2g 糖 267大卡

材料

生菜 6 大片
酪梨（牛油果）90g
番茄 45g
虾仁 100g
猪绞肉 300g

大蒜 1 瓣
姜 5g
意式综合香草盐（或海盐）1/4 小匙
黑胡椒粉少许

做法

1. 将虾仁剁碎，与猪绞肉一起放入盆里，加进切碎的蒜末、姜末、盐、黑胡椒粉，搓揉出黏性后分成 3 份，压实并整理成约 1cm 厚的圆饼。

2. 平底锅以中火热锅后直接放入肉饼，煎至金黄微焦后翻面。另一面也煎出金黄色后转小火，盖上锅盖焖 8~10 分钟。用牙签扎一下肉饼，若流出透明汤汁，就代表熟透了。

3. 生菜充分清洗，使用蔬果沥水器或厨房纸巾吸除水分后，取两大片铺好，夹入 3 片酪梨、1 片番茄、肉饼，就是一份好看又好吃的生菜堡。

※ 请多多运用生菜取代面包，尽情发挥创意，做出专属自己口味的生菜汉堡吧！

重点

· 制作好的肉饼若没有马上煎食，可以冷冻保存 2~3 周。每次要吃之前，先解冻再加热即可。

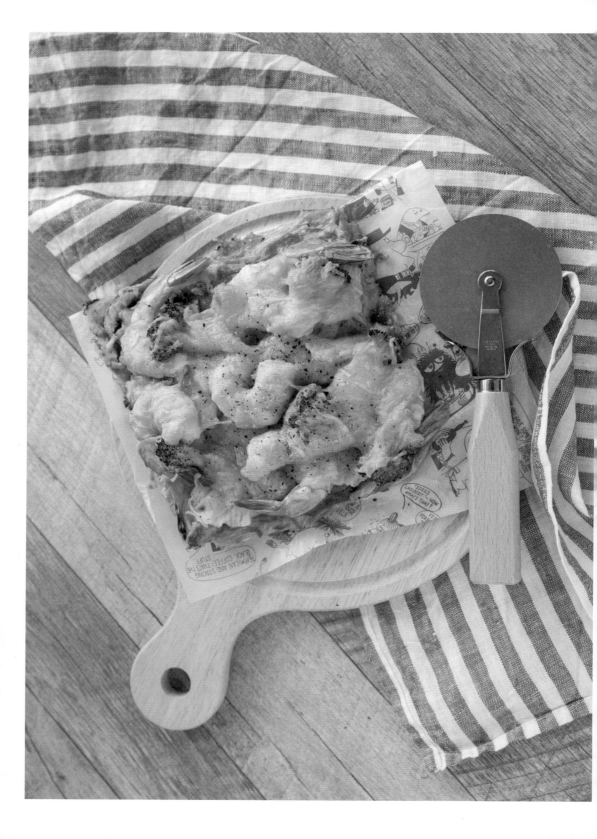

凤梨鲜虾豆皮比萨 【2人份】

 总糖分 19.5g
 总热量 612大卡
 1人份 9.8g糖 306大卡

材料

豆腐包 3 个（约 150g）
大白虾 6 尾（去头壳后剩约 100g）
新鲜凤梨 50g
洋菇 50g
万用即食西蓝花 30g

有机番茄酱 1 大匙
起司丝 45g
盐少许
黑胡椒粉少许

做法

1. 白虾洗净后先去头去壳、挑除虾线；再用厨房纸巾吸干后，撒上盐和黑胡椒腌一会儿。趁这段时间将洋菇与凤梨切成薄片，西蓝花解冻后撕成小块备用。

2. 将豆腐皮从对折处剪开，摊平放在铺上烘焙纸的烤盘上，每片交接处稍微交叠。在接缝处可放入少许起司丝，帮助烘烤的时候黏合（见图 A）。

3. 烤箱先以 200℃预热，接着在豆腐皮上抹一层番茄酱，依序铺上洋菇片、虾肉、凤梨、西蓝花（见图 B）。

4. 最后均匀撒上起司丝，放进烤箱烤 15 分钟，出炉后撒上少许黑胡椒提香即完成。

※ 豆腐皮取代一般的比萨饼皮一点也不违和，口感虽然不同，但美味程度可是会让人惊艳的哦！

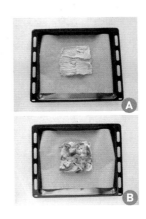

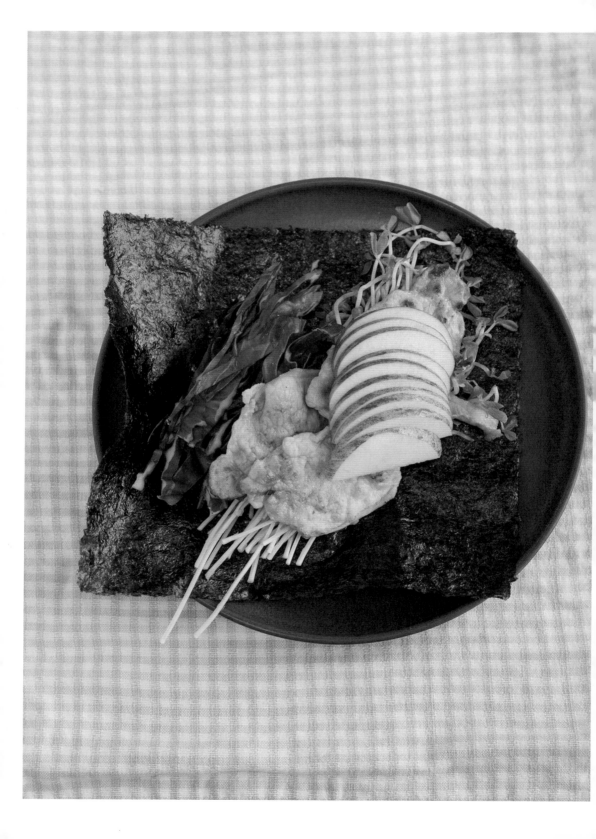

苹果烧肉海苔手卷 【2人份】

 总糖分 12.8g 总热量 252大卡 1 人份 6.4g 糖 126大卡

材料 | 海苔 2 大片　　　　　　　油少许
　　　　 猪小里脊肉片 100g　　　豌豆苗 50g
　　　　 柳橙汁 1 大匙　　　　　紫甘蓝 50g
　　　　 酱油 1 小匙　　　　　　苹果 60g

做法 | 1. 将猪肉片、柳橙汁和酱油一起抓揉，静置室温腌 15 分钟。豌豆苗洗净沥干水分，紫甘蓝洗净切成丝状，苹果切片备用。

2. 锅内抹少许油，中火热锅后转小火，放入肉片煎至两面金黄后盛出。

3. 在盘中铺入海苔片，卷起蔬果和肉片即完成。

※ 使用海苔可以制作各种手卷、蔬肉卷，或发挥创意制作饭团。

重点

· 海苔容易受潮，卷好食材请尽量立即食用。

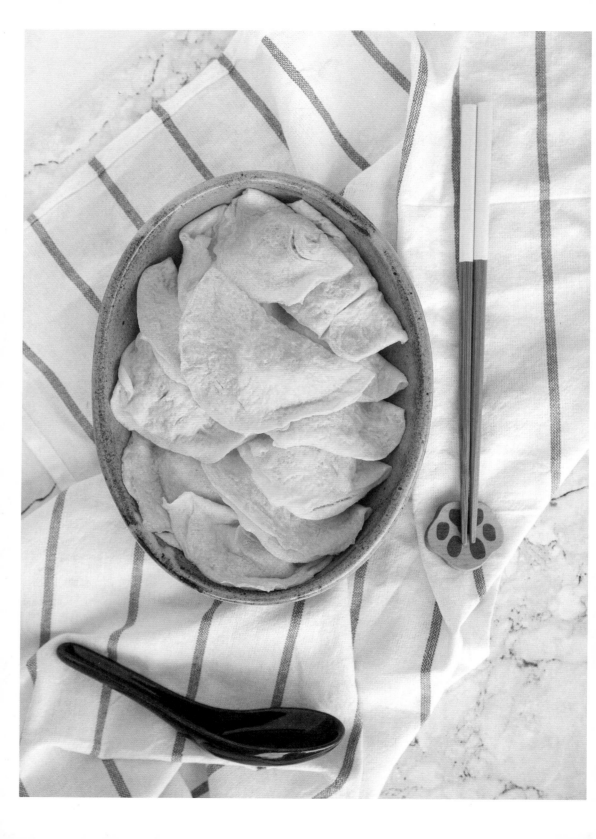

葱肉蛋饺 【4人份】

总糖分
9g

总热量
860大卡

1人份
2.3g 糖
215大卡

材料

猪绞肉（猪去皮五花肉、猪小里脊肉各一半绞细）150g
青葱 1 根　　　　　烘焙用杏仁粉 1/2 大匙
姜末 1 小匙　　　　油 2 小匙
鸡蛋 6 个

调味料

酱油 1 小匙　　　　白胡椒粉少许
米酒 1 小匙　　　　盐 2 撮
香油 1 小匙

做法

1. 买回的猪绞肉再剁细一些（或是自己买肉回来，切小块后用食物料理机打碎），加进调味料充分拌匀，直到出现黏性。将葱切成葱花，姜切成末，和烘焙用杏仁粉一起拌入绞肉馅内。鸡蛋加盐打成蛋液，用筛网过滤后备用（见图 A）。

2. 平底锅抹上薄薄一层油，中火充分热锅后，舀约 1 大匙的蛋液，将蛋液倒入锅内，蛋液稍微凝固就转小火，放上 1 大匙肉馅（见图 B），以锅铲辅助，趁蛋液未完全凝固，将蛋皮两端覆盖黏合（见图 C），盛出冷却。

3. 重复步骤 2，将剩下的蛋液和肉馅制成蛋饺（总共可制作 12 个）。冷却后可立即下锅煮（浮起后食用），或是分装冷冻，冷冻可保存约 1 周。

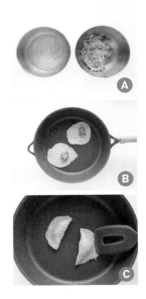

5 /

要多运用优质的原型淀粉

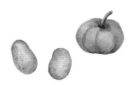

　　第一章提到减糖不是完全断绝淀粉，而是要吃优质的原型淀粉，因为天然食物没有经过人为加工，正是人体代谢运作需要的。不过，别忘了减糖饮食摄取的糖分仍需控制。由于含原型淀粉的食物相较其他食物所含的糖分还是较高的，建议大家在白天食用。用餐时还是先多吃蔬菜、高蛋白质食物，淀粉类在一餐的最后吃。

原型淀粉类的食物有哪些？

- 糙米、全麦等五谷；
- 山药、牛蒡、玉米、地瓜、南瓜、芋头、菱角、莲藕、马铃薯；
- 薏仁、莲子、栗子、荸荠；
- 淀粉含量高的豆类：例如花豆、红豆、绿豆、皇帝豆、豌豆仁。

这些原型淀粉又叫"天然糖食物"，除了糖类，还含有油脂、蛋白质、矿物质，以及有助于人体抗氧化、抗发炎的植物化学成分（phytochemicals）。

以下列出常见的含原型淀粉食物的简易料理和保存方式，请多多运用在饮食搭配中，让循环代谢再提升。

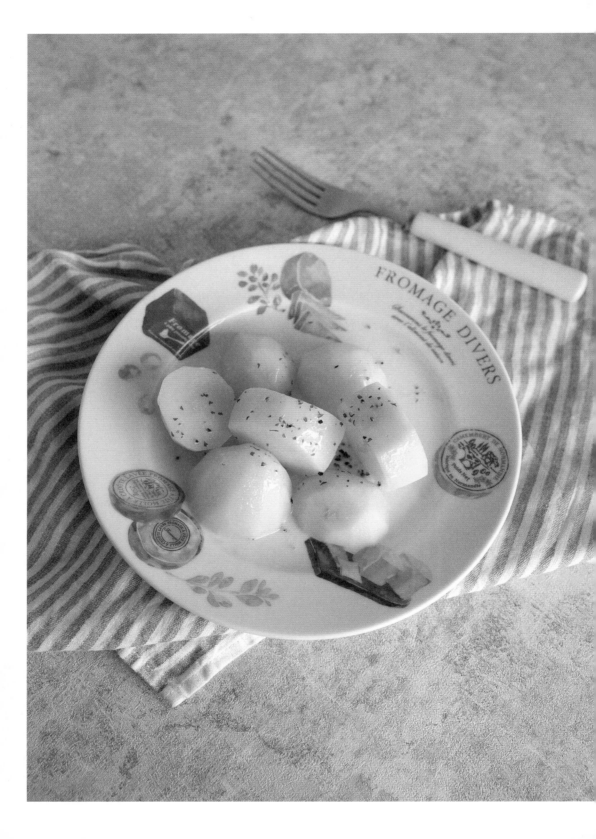

油淋蒸煮马铃薯 【2个】

总糖分
26g

总热量
136大卡

1个
13g 糖
68大卡

材料

马铃薯 2 个（约 200g）
橄榄油或紫苏油 2 小匙
干燥洋香菜叶少许
海盐少许

做法

1. 将马铃薯洗净后，连皮用电锅蒸熟，趁热撕去外皮再切块（或是削皮后放入滚水，小火煮 20 分钟后捞起再切）。

2. 马铃薯切块后静置稍放凉，淋上油，撒少许盐和洋香菜叶即完成。

重点

· 如果一次处理大量马铃薯，保存时建议切成大块后泡水 15 分钟，再将表面多余的淀粉黏液用厨房纸巾擦干，然后密封冷冻。每次要吃时，再取出适当分量加热即可。

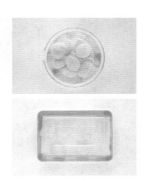

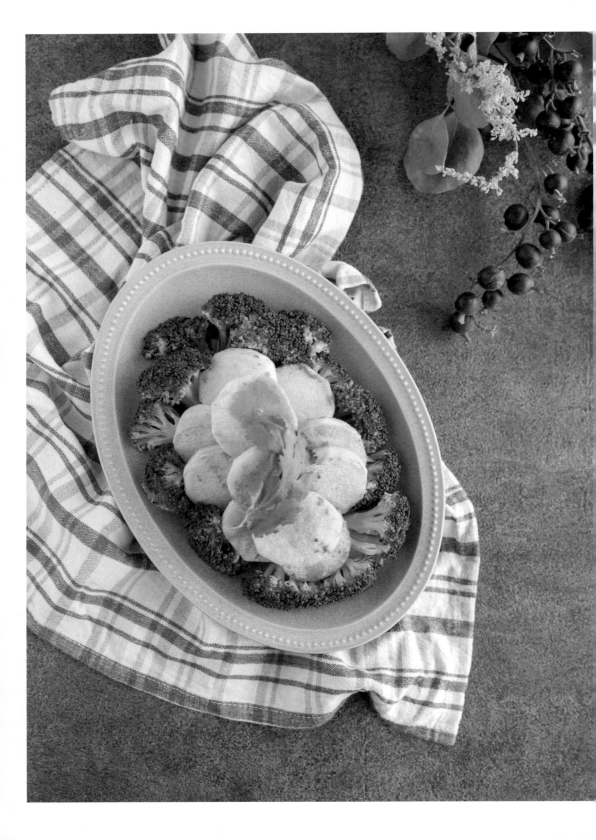

味噌煎烤山药排 【4 人份】

总糖分 36.9g　总热量 239大卡　1 人份 9.2g 糖 60大卡

材料

山药 200g
味噌 1 小匙
酱油 2 小匙
罗汉果糖 1 小匙
油 1 小匙
水 4 大匙

做法

1. 将山药洗净去皮，切成约 5mm 厚的片。将味噌、酱油、罗汉果糖、水搅拌均匀，做成酱汁备用。

2. 平底锅抹上油，中火热锅后放进山药，煎至两面金黄微焦。倒入酱汁后转小火滚煮收汁（中间记得翻面），两面都吸入酱汁即完成。

重点

· 山药建议不要整根一次性做完，购买分切的小分量即可。每餐要用多少切多少，没用到的部分不要削皮。

· 放冰箱冷藏前，请在切口处覆盖厨房纸巾，并用橡皮筋帮助密合，然后再装袋密封保存。食用期限为 1 周。

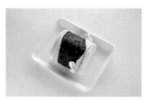
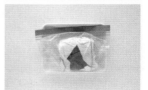

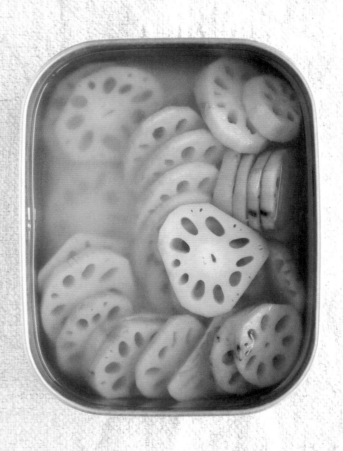

醋煮莲藕 【4人份】

 总糖分 30.6g

 总热量 195大卡

 1 人份 7.7g 糖 49大卡

材料 | 莲藕 300g
无糖苹果醋 1 大匙
水适量

做法 | 1. 将莲藕洗净削皮，切成约 5mm 厚的片，放入小锅内。

2. 加入 1 大匙醋和略泡过莲藕片的水，中火煮滚后熄火，静置冷却。

重点

· 加醋煮莲藕除了能减少切面接触空气产生的"褐变"，还能延长保存期限。加醋水煮过的莲藕可冷藏保存 1 周左右。直接搭配各种餐点，或是凉拌、夹馅蒸、煮汤等都很适合。

· 牛蒡也可以仿照这个方式保存。

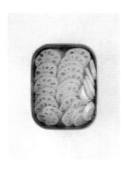

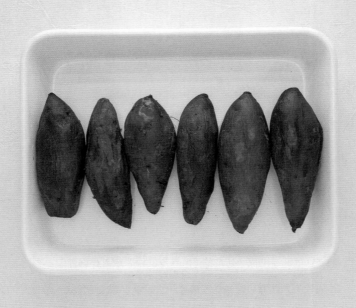

地瓜

　　红瓤或黄瓤的地瓜都适合减糖时食用，但金时或牛奶地瓜由于糖分较高，建议减少选择。地瓜除了搭配三餐，也很适合运动后补充，但每 100g 地瓜就有 23～25g 的糖分，要怎么食用才方便呢？

处理
与
保存建议
|
先将地瓜刷洗干净，连皮一起蒸熟，冷却后放冰箱冷藏或冷冻。冷藏可保存 5 天，冷冻可保存 2~3 周，每次食用前请称重分切。冷食或热食都可，可以直接吃，也可以捣成泥或是拌地瓜沙拉。

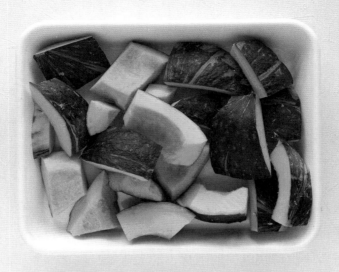

其他常见的原型淀粉可以这样保存

南瓜

每100g南瓜含14.8g糖、74大卡。请多选择普通品种的南瓜，糖分比栗子南瓜低。

保存建议

1. 将南瓜充分刷洗干净，剖切后用汤匙将籽挖除，切成厚块置于保鲜盒，可以冷藏保存约 3 天。

2. 南瓜切块后切除外皮，直接放电锅或微波炉加热至熟透后，倒入锅内加少许油以小火拌炒成南瓜泥，冷却后密封冷藏可保存 5 天。可以卤煮、烤食或制作成南瓜泥球，都很方便。

6 /

取代米饭的常备品

　　米饭在减糖时，常只能吃几口，实在很不过瘾。有没有可以大口享用的替代品，吃起来无负担，还能获得更多营养呢？当然有，本节会一次解决以往的困扰，动起来吧！

　　白花椰菜不只维生素C和膳食纤维丰富，其中含有的"铬"对血糖的调节控制很有帮助，还可以降血脂。把它制作成"伪饭"，口感相仿又没有特殊气味，是减糖时非常推荐的食材。

　　豆腐的钙质、蛋白质含量、饱腹感都高，可部分替代高蛋白质的肉类或海鲜搭配餐食。

　　毛豆与黄豆的膳食纤维丰富，并含有卵磷脂、大豆异黄酮，也是很好的植物性蛋白质来源。用它们取代米饭时要留意咀嚼细一点，这样才好消化。

藜麦指的是印第安麦，它能提供丰富的维生素、矿物质和膳食纤维，常见的有红、白、黑三种藜麦。但是，藜麦的糖分含量不低，每100g含58～60g糖，建议少量搭配毛豆或拌在沙拉里食用。

　　黑豆分青仁与黄仁，青仁的膳食纤维跟营养都优于黄仁，其中的矿物质对减糖期间的饮食需求有良好助益。不过，若是容易胃胀气的话，建议黑豆、黄豆、毛豆等大豆类食物要减少食用，可以用豆腐替代。

　　玉米是全谷杂粮类的蔬菜，糖分不低，但它是良好的原型淀粉，其钙质、抗衰老的营养成分高，可以少量点缀在沙拉里或与大豆类食物一起食用，能增添香甜的滋味。

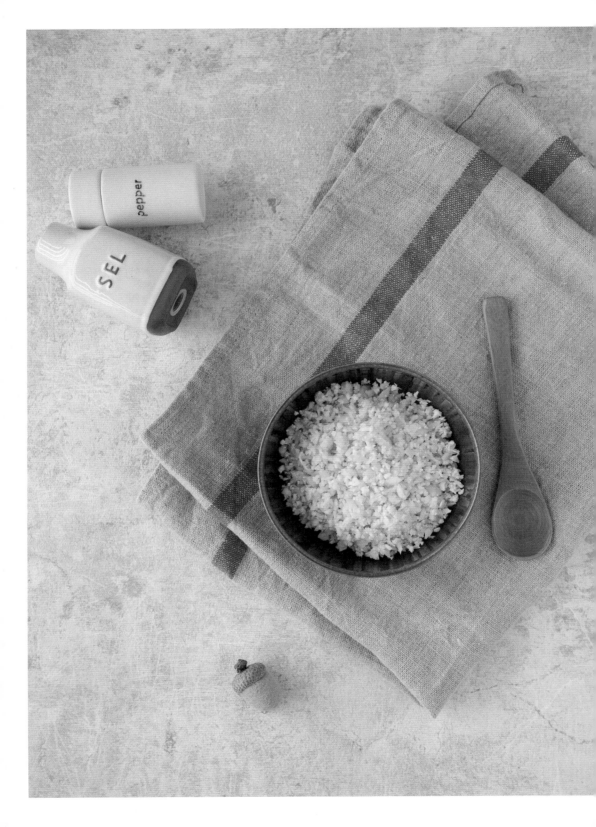

白花椰米

材料 | 白花椰菜 300g

做法 | 1. 将白花椰菜洗净，沥干水分，分切成小朵。

2. 使用食物料理机打碎（按压 2~3下旋转切碎即可，勿过度磨搅，以免太碎失去口感）。

3. 切好的白花椰米外观很像米饭，如果想立刻食用，只要微波热熟，或使用平底锅转小火炒熟即可。

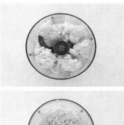

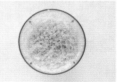

白花椰米可取代米饭搭配各种美味的料理，或是添加食材一起拌炒。

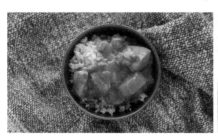

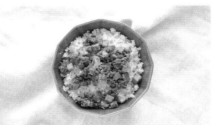

重点

· 如果没有料理机，也可改用菜刀切碎。

· 要冷藏保存的话，洗菜的最后一次清洗请用白开水，冷藏即可。请 3 天内食用完毕。冷冻保存前需先蒸熟，静置放凉再分装冷冻，可保存 3 周至 1 个月。

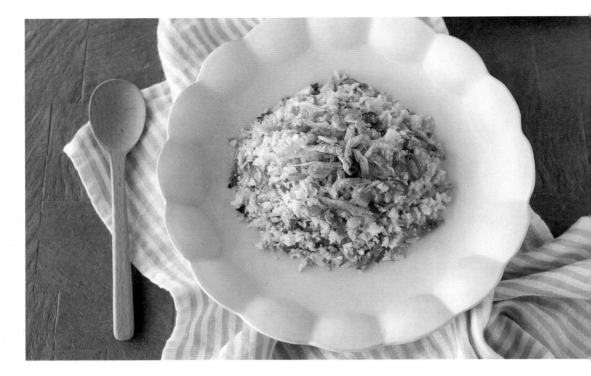

樱花虾白花椰炒饭 【1人份】

总糖分
7.8g

总热量
202大卡

材料
白花椰米 200g
干燥樱花虾 8g
大蒜 2 瓣
青葱 1 根

橄榄油 3 小匙
海盐 2 撮
黑胡椒粉少许

做法
1. 将葱洗净，葱白与葱叶分别切成葱花；大蒜切成碎末。

2. 平底锅加油，转小火热锅，接着放进葱白、蒜末、樱花虾，小火加热爆香（约 2 分钟）。

3. 加进白花椰米翻炒，转中火炒至熟透，撒入海盐和黑胡椒拌匀。起锅前加入葱叶略拌几下，盛盘即完成。

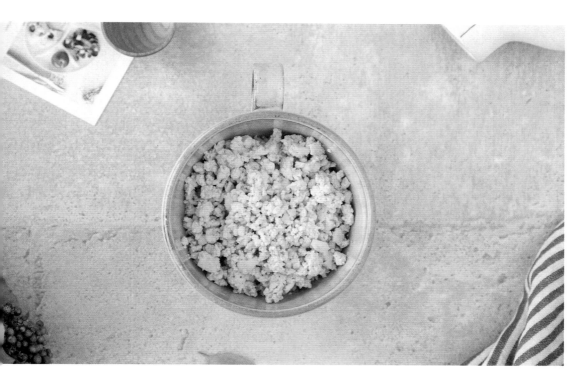

豆腐饭 【1人份】

总糖分 16.2g　总热量 264大卡

材料 | 板豆腐 300g

做法 | 1. 豆腐以重物加压 20~30 分钟，排出多余水分。

2. 把排水后的豆腐捏碎倒入平底锅，以中火炒干，炒的过程中可以用锅铲帮助碾压。

重点

· 炒好的豆腐饭重量会缩为原本的一半左右，大约是一人一餐的饭量。冷却后冷藏可保存两天；或是一次制作大量，分装冷冻也可以，冷冻建议 2 周内食用完毕。

· 可取代米饭直接食用，或与其他食材拌炒、做成盖饭等都适合。

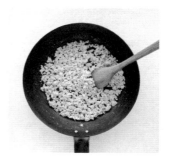

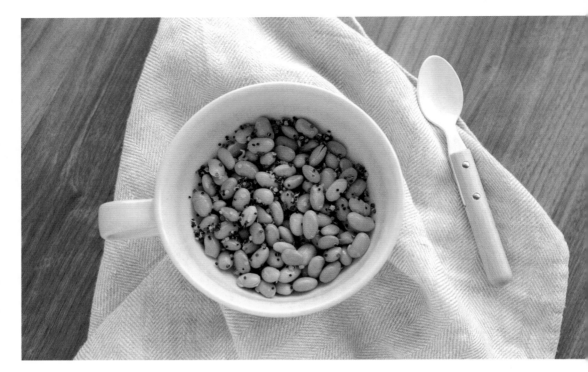

毛豆藜麦饭

总糖分 39g

总热量 313大卡

1人份 9.4g 糖 147大卡

材料 | 毛豆 100g　　　　　　有机三色藜麦 50g

做法 | 1. 三色藜麦煮法：藜麦放在细网上清洗后沥水，与100ml水一起放入小锅内，
以大火煮滚后转小火，盖上锅盖焖煮10~12分钟后熄火，放凉备用。

2. 毛豆煮法：毛豆洗净后放入小锅，加水没过毛豆即可，以大火煮滚后转小火，
煮 10 分钟后熄火。

3.1 人份毛豆藜麦饭：100g 熟毛豆加 10g 熟藜麦搅拌均匀即可。

重点

· 清洗藜麦时，以烘焙用的筛面粉细网边洗边过滤是最方便
的，也可以将藜麦装进棉布袋内搓洗，视个人习惯而定。

· 可一次煮多份，也可以先分装好按份煮，这样每次在计算
糖分时会比较方便。煮熟的毛豆和藜麦，冷藏建议 3 天、
冷冻建议 2 周内食用完毕。

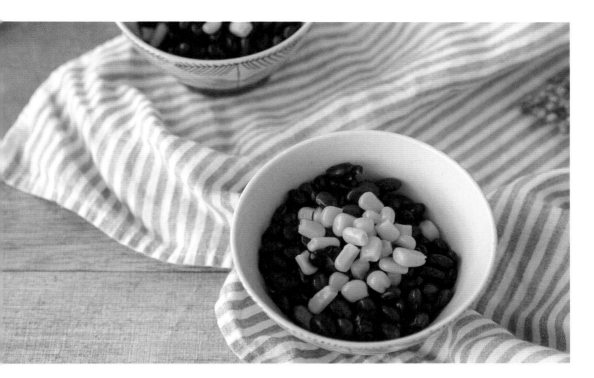

黑豆玉米饭 【2人份】

总糖分
15g

总热量
400大卡

1人份
7.5g 糖
200大卡

材料 | 青仁黑豆 100g
黄玉米粒（玉米罐头）20g

做法 | 1. 黑豆洗净，放入小容器，加水至比黑豆高一指节，放冰箱浸泡 8 小时至 1 天。

2. 将黑豆取出，滤除水分后再加进 1.5 米杯的水，电锅里加 2 米杯的水，煮熟后再焖 10 分钟即完成。

3. 熟的黑豆约 240g，平均分成两碗，每碗舀入 10g 黄玉米拌匀即完成。

7 /

取代面条的好方法：
各种"蔬菜面"与推荐处理器具

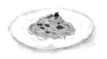

　　觉得不吃面就没饱足感吗？你知道一般面条的糖分有多高吗？高到离谱！每 100g 面条约含 72g 糖！面条这种精制淀粉不仅糖分高，还空有热量、缺乏营养。想要提升代谢力，切记要避免吃精制淀粉，或者尽量少吃。这时不妨选择原型食物做成的"蔬菜面"替代，趁此一鼓作气多多摄取纤维质跟不同营养，一样吃得饱，而且口感变得更多元，从此还会爱上吃蔬菜哦！

好搭配，建议常吃的低糖蔬菜面

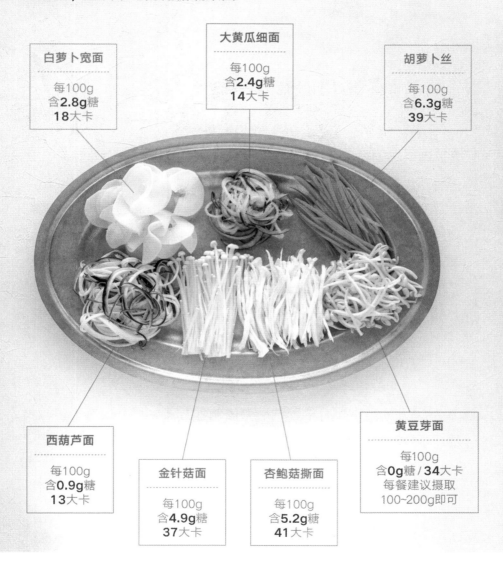

白萝卜宽面
每100g
含**2.8g**糖
18大卡

大黄瓜细面
每100g
含**2.4g**糖
14大卡

胡萝卜丝
每100g
含**6.3g**糖
39大卡

西葫芦面
每100g
含**0.9g**糖
13大卡

金针菇面
每100g
含**4.9g**糖
37大卡

杏鲍菇撕面
每100g
含**5.2g**糖
41大卡

黄豆芽面
每100g
含**0g**糖／**34**大卡
每餐建议摄取
100~200g即可

"蔬菜面"适用的处理器具

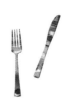

- 原型、不需特殊处理的蔬菜：黄豆芽、金针菇。
- 用手直接撕开的蔬菜：杏鲍菇。
- 直径宽、口感较扎实清脆、适用蔬果削皮器和刨丝刀的蔬菜：胡萝卜、白萝卜、黄瓜。
- 直径细窄、汁较多、软硬适中、适用螺旋刨丝器的蔬菜：西葫芦、小黄瓜。

其他有一定硬度的蔬菜，也可尝试先用削片器削成薄片，再用菜刀切丝。

以上列出常见且推荐的蔬菜面制作方式，另外还有很多食材和不同方法。这也是减糖时的乐趣之一，请尽情挖掘享用。

制作蔬菜面的推荐器具

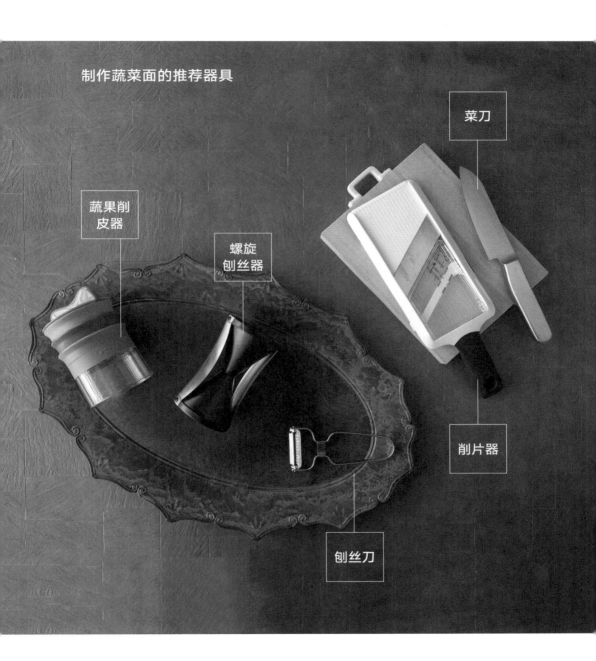

菜刀

蔬果削
皮器

螺旋
刨丝器

削片器

刨丝刀

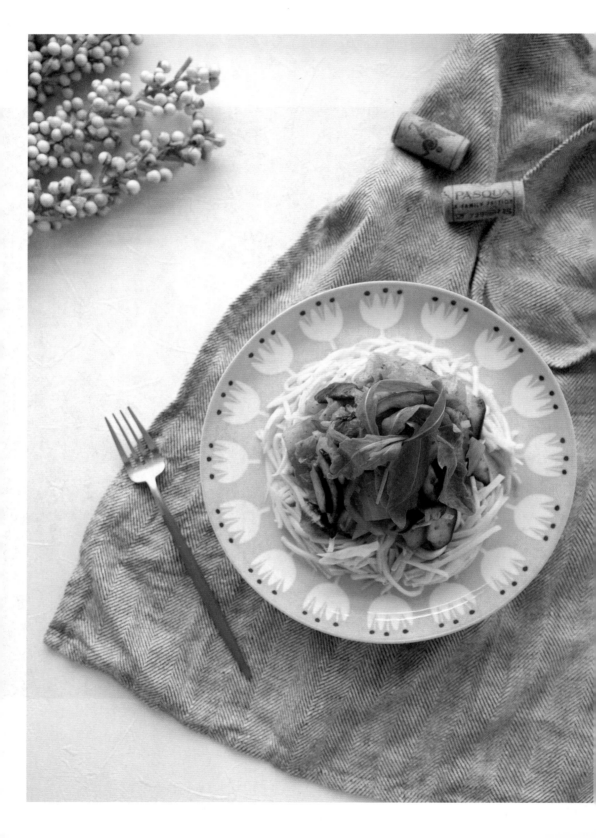

韩式杏鲍菇拌面 【2人份】

材料

杏鲍菇 500g
白萝卜 40g
韩式泡菜 60g
大蒜 2 瓣
油 1 小匙
香油 1 小匙
盐少许

做法

1. 杏鲍菇撕成细丝，白萝卜切成细丝，大蒜切成末，韩式泡菜切成小段备用。

2. 炒锅内加入 1 小匙油，小火热锅，放入蒜末煸出香气，接着放入杏鲍菇翻炒，炒软后撒少许盐拌匀，盛装盘内。

3. 原锅倒入香油，转中火，倒入白萝卜丝和韩式泡菜炒熟，盛起覆盖于杏鲍菇即完成。

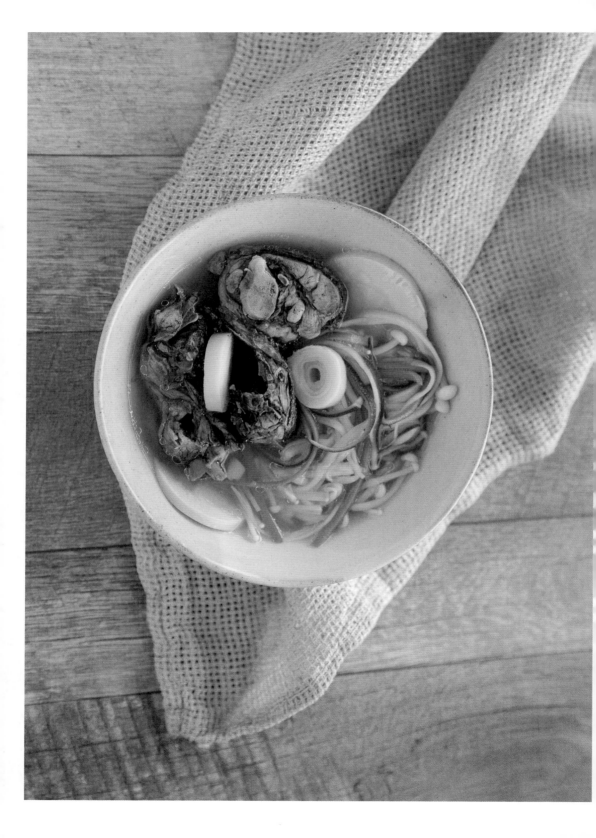

竹笋乌骨鸡汤面 【2人份】

总糖分
14.7g

总热量
751大卡

1人份
7.4g 糖
376大卡

材料

竹笋 200g
乌骨鸡肉块 300g
西葫芦 1 根（约 100g）
胡萝卜 50g
金针菇 100g
水 1500ml
盐 1 小匙

做法

1. 鸡肉洗好放进冷水锅，以小火煮沸。洗净肉的表面血水及浮沫后，沥水备用。

2. 笋汤最怕的就是喝起来苦。怕苦的话，可以先将切好的笋片浸在冷水中 20~30 分钟，然后沥干水分，和做法 1 的鸡肉一起放进锅内，再倒入 1500ml 的冷水煮。

3. 转小火、盖上锅盖，就这样以小火全程烹煮 1 小时（冷水加小火煮也能减少苦涩），煮滚后加盐。用工具将西葫芦、胡萝卜处理成条状，和金针菇一起放入，继续煮 3~5 分钟即完成。

8 /

一次到底最省时

　　有时候料理就是不想麻烦，快快煮好，快快收拾，多么轻松愉快，还能多做几组运动帮助代谢！这时你会非常需要"一次到底"的减糖料理，以纸包原型食材烘烤跟叠煮都是推荐菜单，快来一起跟着做。

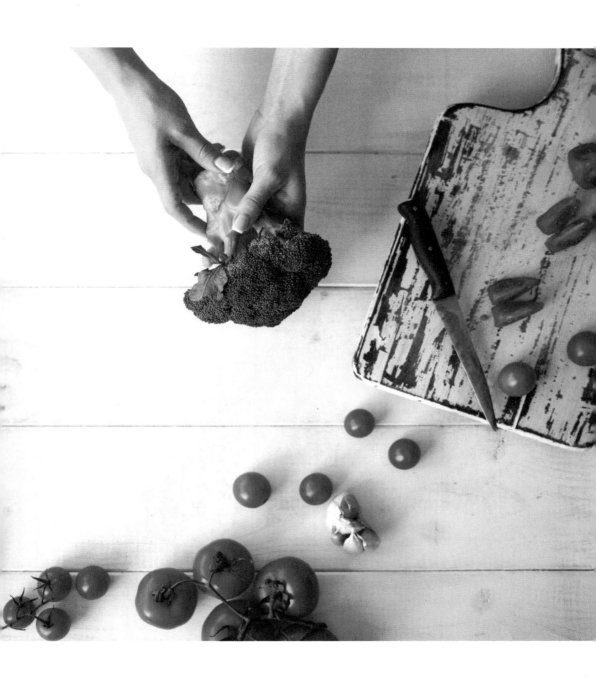

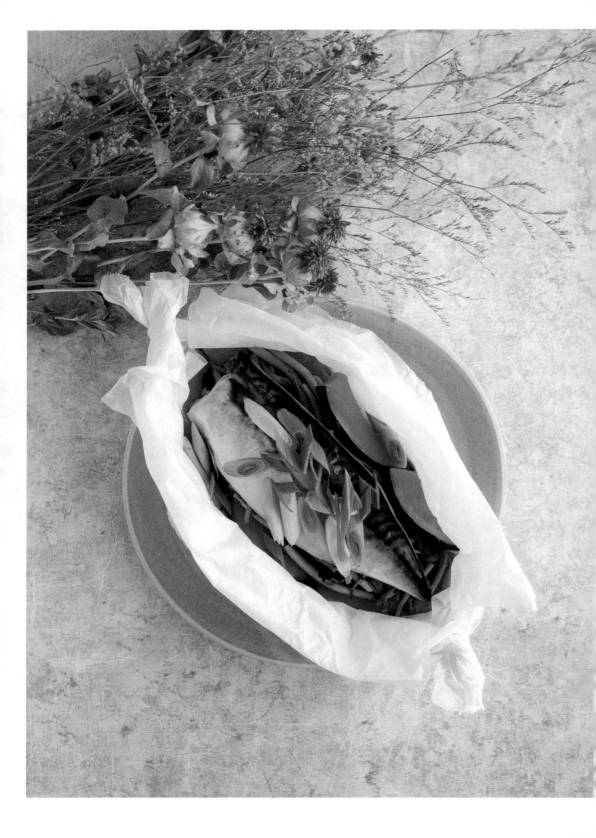

纸包柳松菇鲭鱼南瓜烧 【2人份】

总糖分 29.5g 总热量 1000大卡 1人份 14.8g 糖 500大卡

材料 | 薄盐腌渍鲭鱼 1 片（约 200g）
柳松菇 100g
南瓜 200g
蒜苗 1 根
海盐少许

做法 | 1. 南瓜去籽后切成厚片，蒜苗分成蒜白和蒜叶斜切。盐渍鲭鱼取出以厨房纸巾吸干表面的水分，柳松菇去除根部洗净，一样使用厨房纸巾吸干备用。

2. 取两张烘焙纸（约 30cm×20cm）交叉叠放烤盘上。先铺一层南瓜片，撒少许海盐，接着铺上柳松菇、鲭鱼片、蒜白（见图 A）。然后先以内侧烘焙纸包覆食材（两端旋转扭紧），再将外侧烘焙纸以同样方式扭紧包好（见图 B）。

3. 烤箱以 180℃预热，将烤盘放进烤箱烘烤 20 分钟即完成。

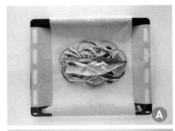
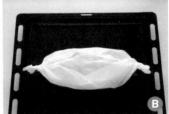

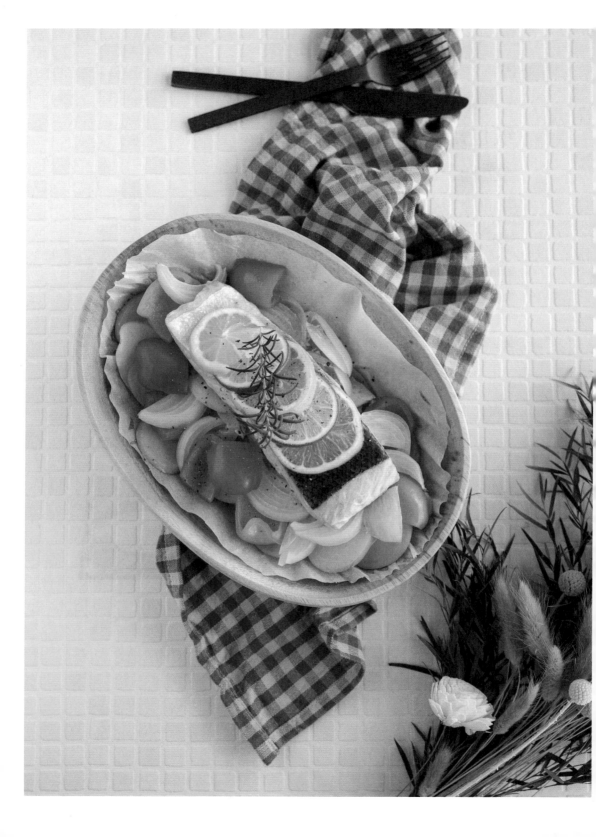

纸包迷迭香柠檬烤鲑鱼 【2人份】

总糖分
33g

总热量
692大卡

1人份
16.5g 糖
346大卡

材料

无刺鲑鱼排 1 片（约 300g）
青柠檬 1 个
洋葱 1/4 个（约 50g）
红甜椒 1 个（约 50g）
小型马铃薯 2 个（约 200g）

迷迭香 2 枝
海盐适量
黑胡椒适量
橄榄油 1 小匙

准备器具

烘焙纸、调理盆、调理盘、烤盘、夹子、厨房纸巾

做法

1. 用厨房纸巾吸干鲑鱼排表面水分。往调理盘倒入少许橄榄油，用夹子将鲑鱼表面沾裹一层薄薄的橄榄油，并撒上一层海盐，腌 15 分钟。

2. 柠檬切厚片，马铃薯切成薄片，红椒切小片，洋葱切成丝状，放入调理盆内，与少许橄榄油、海盐和黑胡椒混拌均匀。

3. 撕一大张烘焙纸铺在烤盘上，铺上马铃薯、红椒、洋葱，再依次摆上鲑鱼排、柠檬片、迷迭香。将烘焙纸旋转扭紧，放进烤箱以 170℃烤 30 分钟即完成。

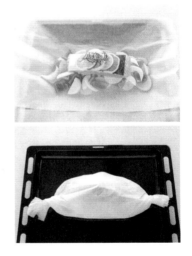

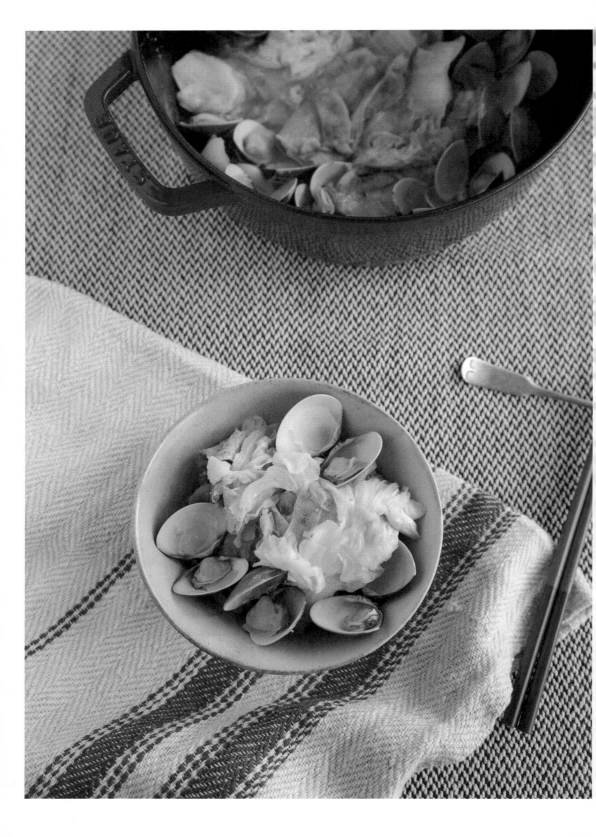

叠煮鲜美白菜猪肉锅 【2人份】

 总糖分 10.9g 总热量 664大卡 1人份 5.5g 糖 332大卡

材料
大白菜 200g
猪五花肉片 150g
蛤蜊 300g
清酒 1 大匙
盐少许

做法
1. 蛤蜊吐沙后洗净，大白菜洗净切成大块备用。

2. 在汤锅内先铺一层蛤蜊，淋入清酒。接着铺上一半分量的大白菜，再薄薄铺上一层肉片，撒少许盐，腌约 5 分钟。

3. 最后铺上剩余的白菜，整锅以大火煮沸再转小火，盖上盖子焖煮 12 分钟，关火完成。

重点

· 这道菜会焖炖出许多鲜甘汤汁，但它是"菜"不是汤，要变成火锅可以通过加食材及水做调整。

9 /

放心吃甜点

　　"减糖好像剥夺了我吃甜点的乐趣……""啊，真想吃些甜食！"那么，有没有制作简单又能彻底填满欲望的"安全牌"呢？当然有！

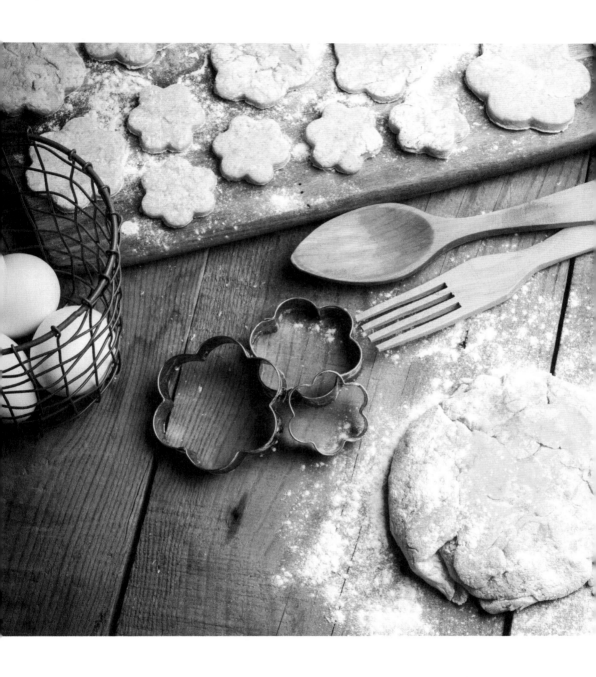

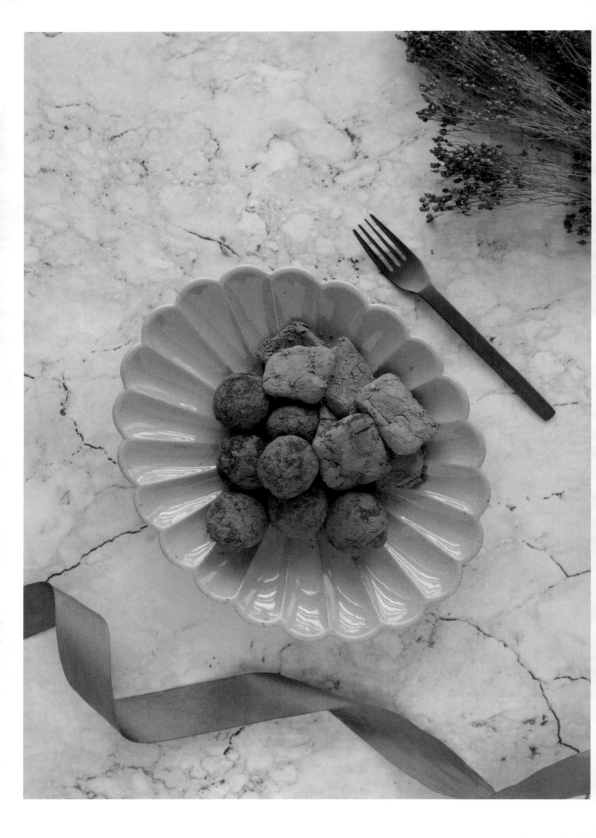

抹茶起司砖、莓果巧克力球 【各 2 人份】

抹茶起司砖

材料
奶油起司（cream cheese）60g
罗汉果糖 10g
无糖抹茶粉 20g

做法
1. 奶油起司称好量放进调理盆,在室温下放置 30 分钟自然软化后,用刮刀拌软,加进罗汉果糖充分拌匀。

2. 将做法 1 的材料放进铺好一层烘焙纸的小调理盘或长方形的保鲜容器内,铺平后放至冰箱冷藏,冰至稍硬后,倒出切成 8 个方块。

3. 另取调理盆倒入抹茶粉,将起司砖裹上一层抹茶粉后即可食用,冷藏请于 2 天内趁鲜吃完。

莓果巧克力球

材料
奶油起司（cream cheese）60g　　　海盐 1 小撮
蔓越莓果干 10g　　　　　　　　　无糖巧克力粉 20g
无调味核桃 20g
罗汉果糖 6g

做法
1. 奶油起司称好量放进调理盆,在室温下放置 30 分钟自然软化后,用刮刀拌软,加进海盐和罗汉果糖充分拌匀。

2. 将核桃仁用手掰碎,蔓越莓干切碎,放进调理盆和奶油起司充分混合。

3. 另取调理盆加入巧克力粉,以 2 支小汤匙捞起一口分量的奶油起司,互相捞取塑出小球状,裹上巧克力粉后再用手掌揉圆。

4. 所有揉好的莓果巧克力球放进保鲜盒密封,进冰箱冷藏 30 分钟以上,变硬后即可食用,冷藏请于 2 天内趁鲜吃完。

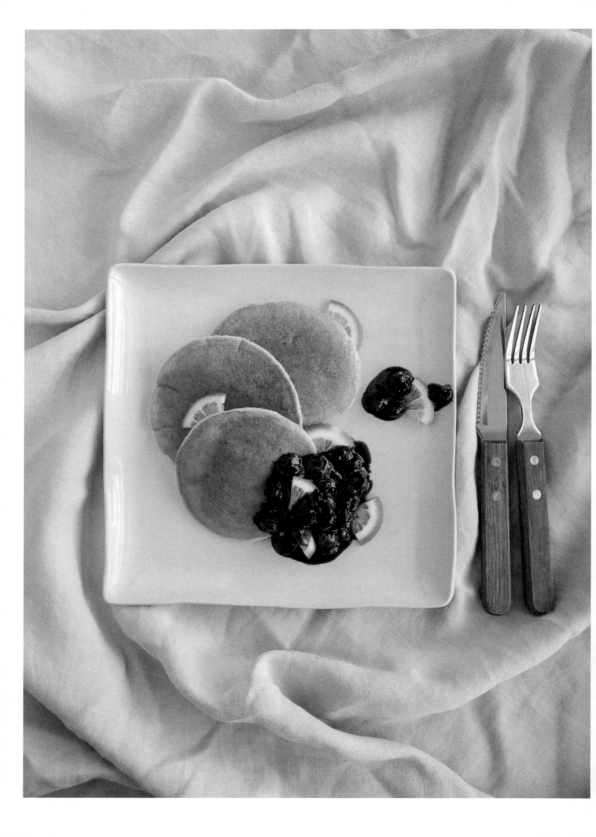

蓝莓舒芙蕾松饼 【2人份】

 总糖分 36.5g   总热量 368大卡   1 人份 18.3g 糖 184大卡

材料

（A）蛋黄 2 个
　　　无糖豆浆 30ml

（B）低筋面粉 30g
　　　无铝泡打粉 2g
　　　盐 1 小撮

（C）蛋白 2 个
　　　罗汉果糖 10g
　　　油适量

蓝莓
果浆
材料

新鲜蓝莓 100g
罗汉果糖 10g

做法

1. 先将蓝莓洗净，再和罗汉果糖一起放入小锅内，以中火煮沸后继续煮 3 分钟，边煮边搅拌，看到出水即关火，放凉备用。

2. 把（C）的蛋白倒入另一个大调理盆，加进罗汉果糖，用电动搅拌器打成柔滑的蛋白霜。

3. 将（A）的蛋黄和无糖豆浆放在一个大调理盆中拌匀。将（B）的烘焙粉跟泡打粉过筛后，和盐一起放进调理盆拌匀后（B）倒进（A）盆内，用打蛋器充分拌匀直到看不到干粉。

4. 把（C）的蛋白霜全部倒进（A）盆中，以刮刀用捞拌的方式将两者混合均匀，变成松饼糊。

5. 在平底锅内抹薄薄一层油，中火热锅后转小火，用汤勺舀松饼糊倒入锅中。一面煎约 2 分钟，翻面再煎 1 分钟，煎的过程中记得盖上锅盖。煎好的松饼摆盘后淋上蓝莓果酱，完成！

重点

· 低筋面粉可以用烘焙专用杏仁粉替代，糖分会更低。

元宵节，庆贺团圆，家家户户桌上最常看到的就是汤圆，大人和小孩都很爱吃。传统汤圆一般都是糯米制成的，每100g大约就有40g糖，如果再加上甜滋滋的糖水，那糖分更是惊人。在这种团圆时刻，跟大家聊天说笑一起享受美食的时候，你会不会吃着美味汤圆又担心发胖呢？我这道"甜汤圆"的做法不仅糖分极低，还添加了促进代谢的姜汤，连常摄取不足的纤维质也能一次补足，是不是非常吸引人呢？

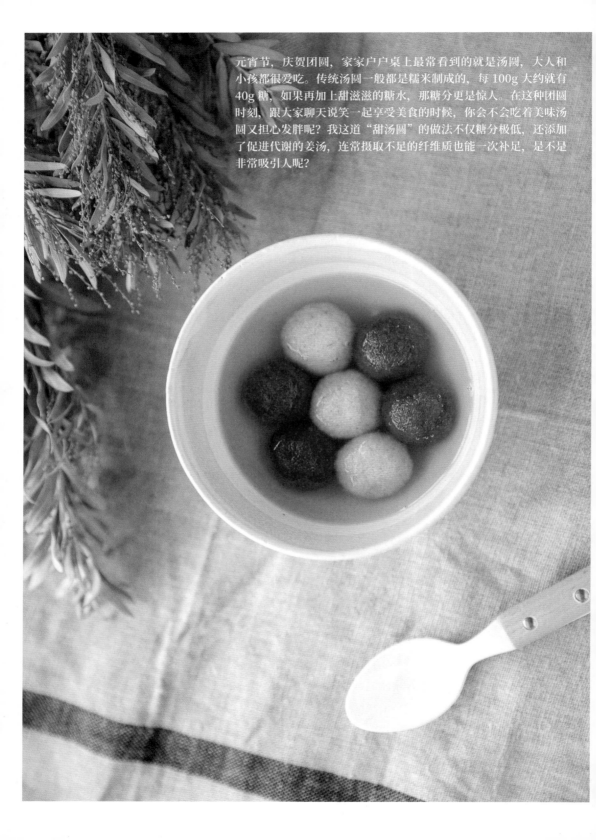

甜汤圆 【4人份】

 总糖分 48g

 总热量 105大卡

 1人份 12g糖 26大卡

材料

原味白汤圆材料
（A）（10个共57卡、9.2g糖）
　洋车前子谷粉 12g
　椰子细粉 8g
　罗汉果糖 4g
　温水 70ml

紫地瓜汤圆材料
（B）（10个）
　洋车前子谷粉 14g
　紫地瓜粉（可用红曲粉或
　其他天然色素粉代替）6g
　罗汉果糖 4g
　温水 70ml

（C）糖水材料
　老姜（拍碎）1块
　罗汉果糖 30g
　水 350ml

准备器具

菜刀、钵碗、量匙、汤锅

做法

1. 将原味白汤圆和紫地瓜汤圆的材料（A）（B）除温水外,分别加进两个钵碗内,先将粉类调匀,再将水分两次倒入,充分搓匀后捏成长条团状,切成小块后搓圆,总共捏成20个小汤圆,放在盘上静置5~10分钟。

2. 准备一个小汤锅,倒入水和（C）,煮滚后倒入汤圆,煮到汤圆浮起即可享用。

重点

· 捏实汤圆的诀窍在于边捏边压,压实后再搓圆就能塑造出圆滚滚的形状。

· 可多做一些密封冷冻保存,不过因为是无添加手工自制,建议3~5天内食用完毕。

· 紫地瓜粉、洋车前子谷粉、椰子细粉及罗汉果糖,在超市和网上都能买到。

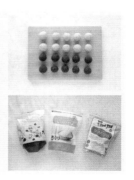

减糖配方的蛋糕、饼干，少了面粉，吃起来会不会差很多呢？没这回事，只要选择合适的低糖食材代替，一样可以做出美味的糕点。

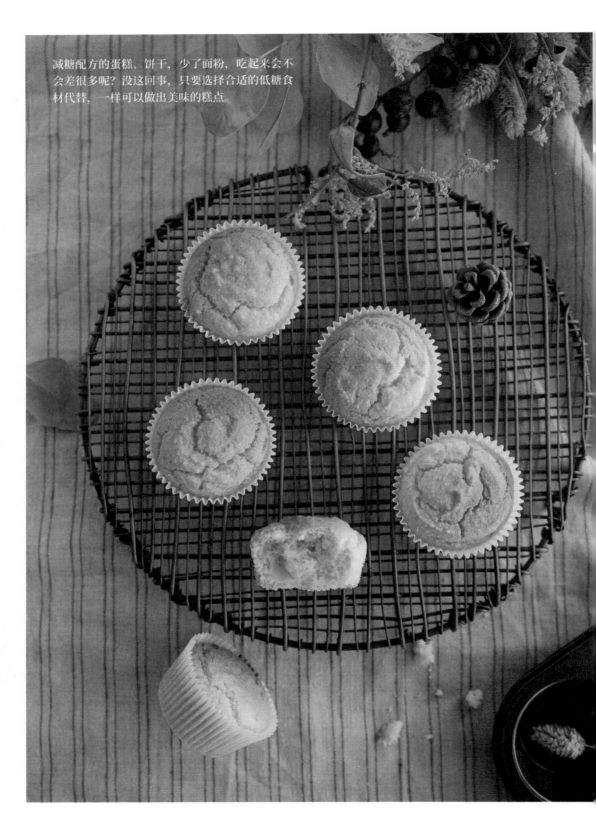

杯子蛋糕 【6个】

 总糖分 56g

 总热量 1198大卡

 1 人份 9.3g 糖 200大卡

材料

烘焙用杏仁粉 120g
无铝泡打粉 5g
罗汉果糖 30g

鸡蛋 1 个
无糖豆浆 60ml
橄榄油（或椰子油）40ml

做法

1. 将鸡蛋置于常温下回温后，打入调理盆内，搅拌成蛋液，加入罗汉果糖搅匀。

2. 接着将杏仁粉与无铝泡打粉一起过筛倒入调理盆拌匀，再倒进油和豆浆混合。

3. 面糊分成 6 等份，加进铺好小蛋糕烘焙纸杯的烤模内，放入烤箱以 170℃ 烤 25 分钟。

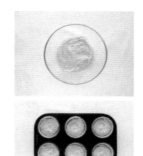

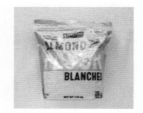

重点

· 烘焙用杏仁粉就是制作马卡龙专用的杏仁粉。采用来自美国、西班牙等地产的杏仁果（Almond）磨制的粉，富含蛋白质和抗氧化的维生素 E，适合代替低筋面粉制作许多糕点。

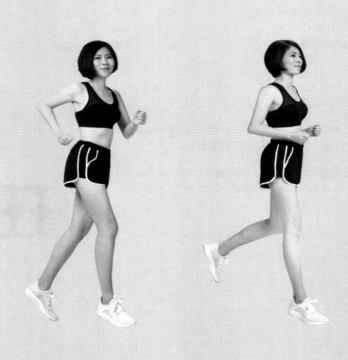

第五章
其他饮食补给
与运动调整

为维持代谢平稳，虽然建议三餐定
时定量，但难免会有餐点搭配不熟
悉，出现糖分或某些营养不足的地
方。有时并不是饿而是嘴馋，就是
想吃点什么，大家都有过这样的经
历。这时可以靠一些额外补给帮助
减糖生活做调整，有哪些是适合的
零食、饮品呢？运动前后又该怎么
吃才好呢？来看本章就对了。

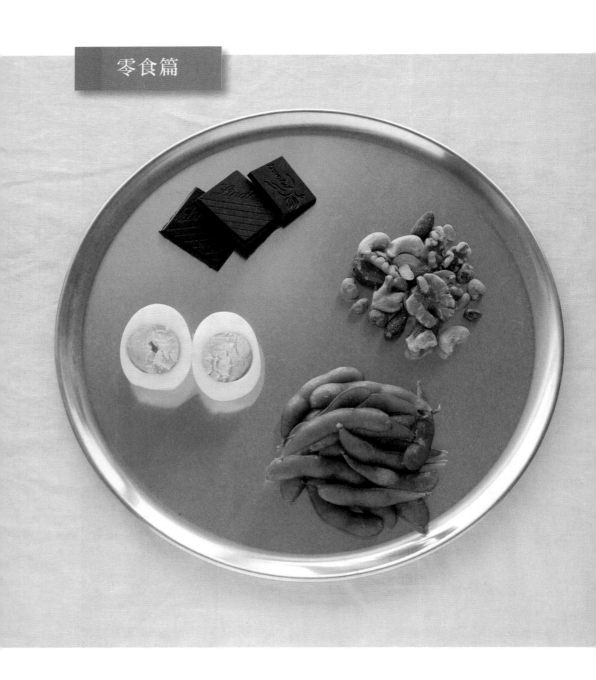

黑巧克力

很多人听到巧克力就摇头，实际上每天可以吃一两块可可脂含量高（至少85%~90%）、糖分少、添加剂少的黑巧克力，其中含的可可多酚能帮助脂肪燃烧、纾缓情绪。以可可脂含85%的巧克力为例，1块（重量10g）含有糖分1.5g、热量65大卡，可随身携带，少量多次分食。

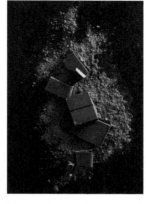

无调味坚果

坚果富含单元不饱和脂肪酸，能提高血中好胆固醇HDL-C的浓度，降低体内坏胆固醇LDL-C，其中含有的膳食纤维也有助于调节生理机能、使排便更顺畅。每天建议的坚果食用量为25~40g。由于坚果热量高、糖分不高，对饮食时常达不到基础代谢率的人来说，是很好的补给。关于常见的坚果种类及糖分热量，可参考附录。

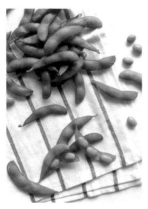

零食

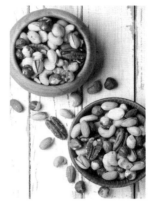

水煮毛豆

毛豆的蛋白质和纤维质都很丰富，其中卵磷脂含量也高，适度补充有益于加速脂肪、肝脏的代谢速率，可改善高血脂并预防脂肪代谢异常。市售的即食水煮毛豆非常适合居家常备。其每100g含有的糖分是9g左右，想吃的时候解冻或用开水浸泡一下就可以，十分方便。

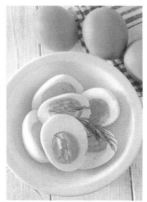

水煮蛋

要维持肌肉，在减糖饮食中蛋白质占有一定的重要性。鸡蛋是非常快速方便的蛋白质补充来源，吃起来饱足感十足，对于止饥有很大帮助。而且鸡蛋中的卵磷脂有益于血液中胆固醇的代谢，一个鸡蛋也只有约0.8g糖。当有饥饿的感觉时，别再随手拿饼干吃了，吃一个水煮蛋或是茶叶蛋，才是更好的选择。

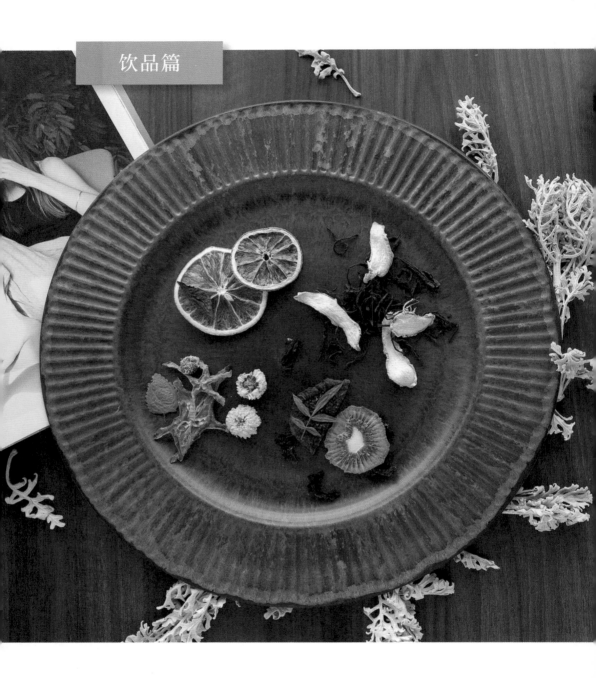

饮品篇

一直喝水很腻时，不妨采用其他饮品换换口味。这里指的饮品不包含在每日饮水量内，而是无糖或极低糖的额外补给。因为糖分很低，不会影响到三餐的搭配计算，但是建议每天饮用 250~500ml 即可，不建议拿来取代建议饮水量。以下推荐能刺激代谢活络的几款饮品，可在减糖期间多尝试。

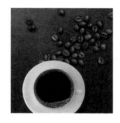

黑咖啡

一杯 250ml 美式无糖黑咖啡，含有的糖分是 0.8g。黑咖啡含有的咖啡因和绿原酸能帮助改善瘦身的代谢率，主要是咖啡因中的脂肪分解酵素会提升体内脂肪转换成能量的效率，可以帮助脂肪加速燃烧。但正因为含有咖啡因，建议一天喝 1~2 杯即可，不宜过量，以免太兴奋导致疲累或减少体内钙质吸收。运动前 30 分钟喝咖啡燃脂效果较佳，但肠胃容易不适的人建议勿空腹饮用。

无糖麦茶

麦茶中富含 γ-氨基丁酸（GABA），能抑制血液中的中性脂肪和胆固醇。夏天时建议可以冷泡一夜后带一瓶外出饮用，无论直接饮用还是搭配餐点，都非常适合。

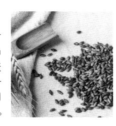

无糖黑豆茶

黑豆茶含水溶性膳食纤维，可帮助排便、排毒。其中含有的花青素有帮助吸收体脂的作用，异黄酮化合物则可以加快代谢速度。除了市售很容易买到的黑豆水跟冲泡茶，自行清洗沥干后再以中小火焙干，即可装袋冲泡成黑豆茶。

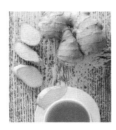

老姜红茶

老姜含有的姜辣素（gingerol）能促进血液循环，经过加热会转化为姜烯酚（shogaol），效果是新鲜姜的好几倍，可帮助身体代谢，燃烧体内糖类及脂肪，提升免疫功能。红茶含有咖啡因、单宁酸、氨基酸，尤其是其中的多酚茶黄素不仅能帮助杀菌，还能减少坏胆固醇以及中性脂肪，抑制血糖上升。

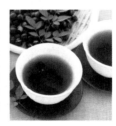

各种花草果干茶

这里指的干燥的花草或果干都是没有经过特殊蜜渍或添加糖去制作的，而且要特别注意，无论是热泡还是冷泡，营养素溶进水里的比例很少，却能充分"改造"水的风味，让水喝起来有香气和淡淡的甘味，对于不喝含糖饮料会难以忍受的人有很好的辅助戒除作用。不过切记用果干冲泡茶饮后，最好不要食用浸泡过的果干，因为它们本身的糖分很高，烘干后也不似新鲜时的养分高，建议仅冲泡即可。

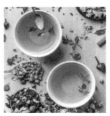

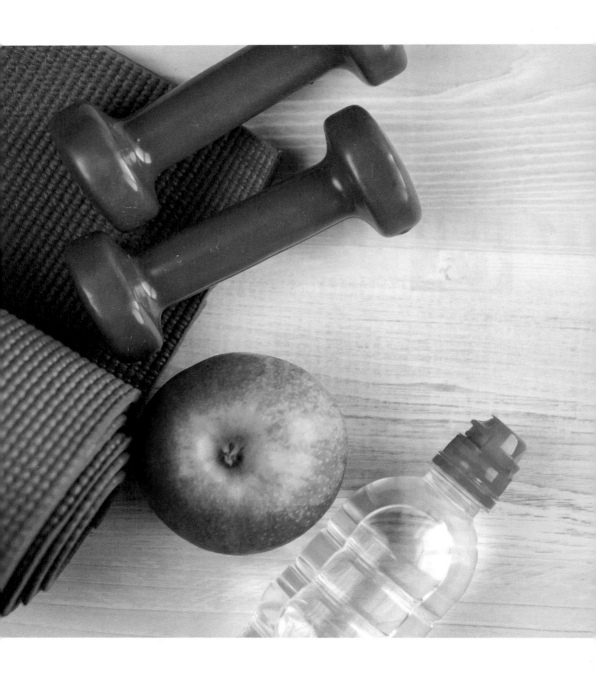

我的第一本减糖书

减糖搭配运动的调整方式

减糖时搭配什么运动的效果会更好呢？都要做什么样的运动？频率和时间是多少？前后应该怎么吃？

想变成容易燃烧脂肪的体质，不妨参考以下建议调整：

基本运动频率

每周运动 3 次，每次请先热身 10 分钟，接着至少连续运动 20～30 分钟。

进阶运动型式

1. 饭前：以有氧运动（例如慢跑、快走、游泳、跳绳、单车、飞轮、有氧操）为主，一次 30 分钟。因为空腹时的血糖较低，这时做有氧运动有益肝糖消耗，提升脂肪分解力。有氧运动完再搭配 10 分钟的无氧运动（如深蹲、短跑、跳高、仰卧起坐、伏地挺身、重量训练），运用短时间高强度运动，帮助提升基础代谢率，增加肌肉量。

饭前（空腹）　　**有氧运动 30 分钟**　+　**无氧运动 10 分钟**

2. 饭后：吃完饭后等待 30 分钟，待稍微消化后，推荐快走。一次至少连续快走 20 分钟，有助于血糖下降。

饭后　　**快走 20～30 分钟**

运动前后的糖分与蛋白质补给

糖分调整

在运动之前请记得，减糖的糖分控制是**每日 100g 以内**。

只减糖、少运动：建议每日三餐控制在 60g 糖以内（不可低于 50g）。

减糖搭配适量运动：一般运动量下，建议运动后的半小时内补充糖分，每次补充 20～40g。因为肌肉生成需要胰岛素帮忙，想让胰岛素快一点分泌，就必须摄取糖分高一些的健康食物，同时帮助体能修复，减少疲劳。

快速糖类补给推荐：香蕉、蒸地瓜、燕麦奶、市售微糖豆浆、有机燕麦片加优酪乳、无糖原味酸奶加新鲜水果。

蛋白质补给

减糖饮食的蛋白质摄取范围是：体重（公斤）×（1.2～1.6）=蛋白质建议食用量。例如，体重 70 公斤的人，减糖期间建议每天

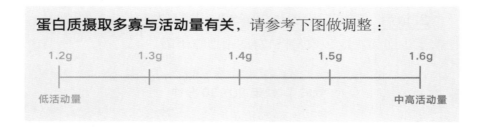

蛋白质摄取多寡与活动量有关，请参考下图做调整：

| 1.2g | 1.3g | 1.4g | 1.5g | 1.6g |

低活动量　　　　　　　　　　　　　　　　　　　中高活动量

吃 84～112g 蛋白质。

例如，一个 70 公斤的人，每天很少活动，建议一天摄取蛋白质 84g（70×1.2）；若体重 60 公斤、运动锻炼如上页描述，执行中高运动量的当天建议摄取 90～96g 蛋白质。

蛋白质摄取不足容易流失肌肉，但蛋白质摄取过量也会导致脂肪囤积。除非运动量超过中高活动量，否则蛋白质摄入量请根据上页图调控。

快速蛋白质补给推荐：茶叶蛋、鸡胸肉、水煮毛豆。等运动后的半小时内补充，以帮助肌肉修复。

高强度运动训练下，由于消耗的肝糖和肌肉量大，这种情况可**请专业教练指导饮食调配**。

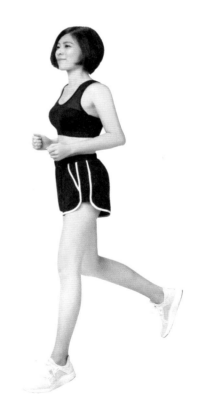

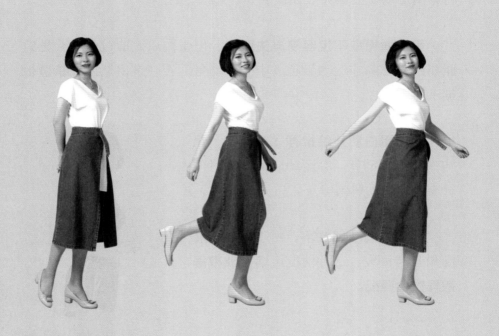

第六章
辅助代谢
常见超级食材

超级食材（superfood）是这几年非常流行的食物名词，意即"对健康超级有帮助的食物"。以下选出 6 种对代谢促进有许多益处的超级食材，能补充更多身体机能的需求，别忘了在日常饮食中增加食用它们的机会。

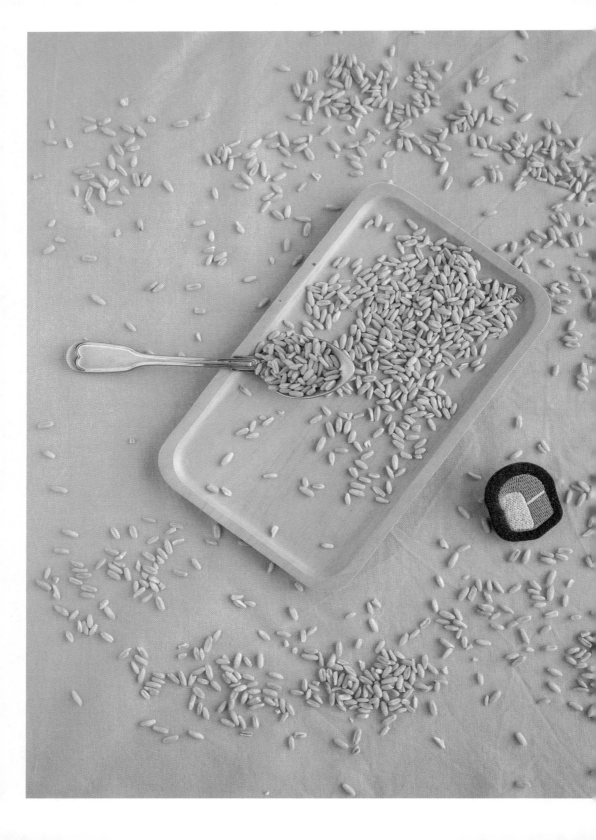

燕麦：
降血糖的健康全谷食物

每100g糖分 59g

每100g含有热量 406大卡

减糖为什么要吃燕麦？

· 降胆固醇、补充丰富膳食纤维：燕麦中膳食纤维含量，是白米的 12 倍！重要的是，燕麦里的 β−葡聚糖是一种特殊的糖类，能帮助调节肝脏胆固醇代谢，"适量"食用能减少脂肪在体内合成。另外，燕麦的水溶性膳食纤维在消化道内吸收水分后，会凝结成胶状去吸附肠道中的毒素和胆酸进而排至体外，促进代谢。

· 延缓饭后血糖升高：燕麦的膳食纤维能增加肠胃道黏度，减缓肠道对糖分的吸收速度，延长葡萄糖在体内消化运用的时间，并降低对胰岛素的刺激，对稳定血糖相当有帮助。

食用建议	**燕麦烹煮方式：**
	1. 燕麦清洗过后，每 100g 加 100ml 水浸泡，夏天泡 3 小时，冬天泡 6 小时。
	2. 若是用专用蒸锅煮，内锅中 100g 燕麦加 1 米杯的水，外锅加 2.5 米杯的水，加热至开关跳起，焖 10 分钟后开盖取出，这样煮好的燕麦约有 300g。
	3. 建议将蒸熟的燕麦以每份 60g 分装，一份是 11.8g 糖，密封冷冻可保存约 3 周。
	4. 每次要吃前解冻加热，可取代米饭或加进饮料中饮用。

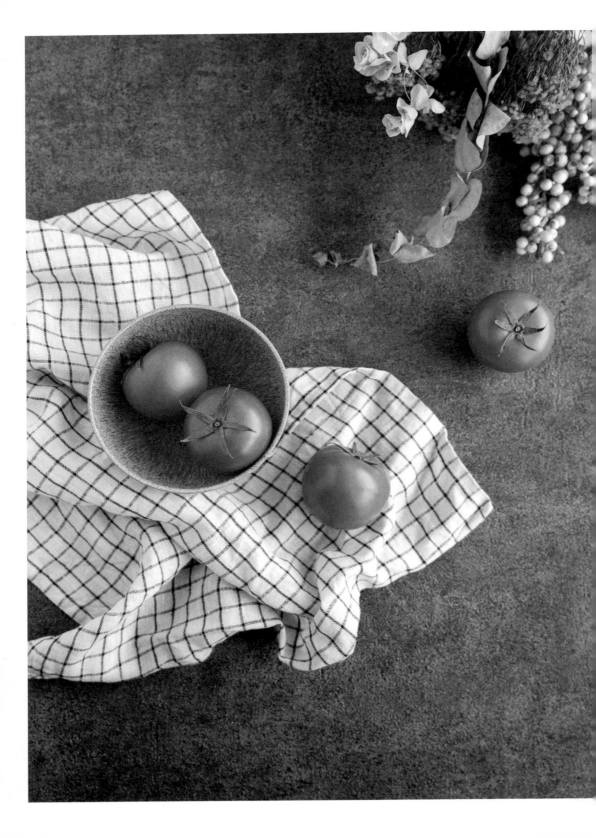

番茄:
具有超强抗氧化物的蔬菜

减糖为什么要吃番茄?

· 富含膳食纤维,增加饱足感。

· 含多样保护性营养素:主要是叶酸、维生素C、β-胡萝卜素和钾,保护心血管,提升免疫力。

· 加热后释放超强抗氧化的茄红素:减缓身体细胞老化速度,刺激体内脂联素(adiponectin)分泌,帮助脂肪分解代谢。茄红素(lycopene)是脂溶性营养素,加一些好油烹调能帮助身体更好地吸收。

食用建议 | 番茄生吃能获取较多维生素C,加热食用能吸收较多茄红素,可视日常需求调整生食或熟食的比例。

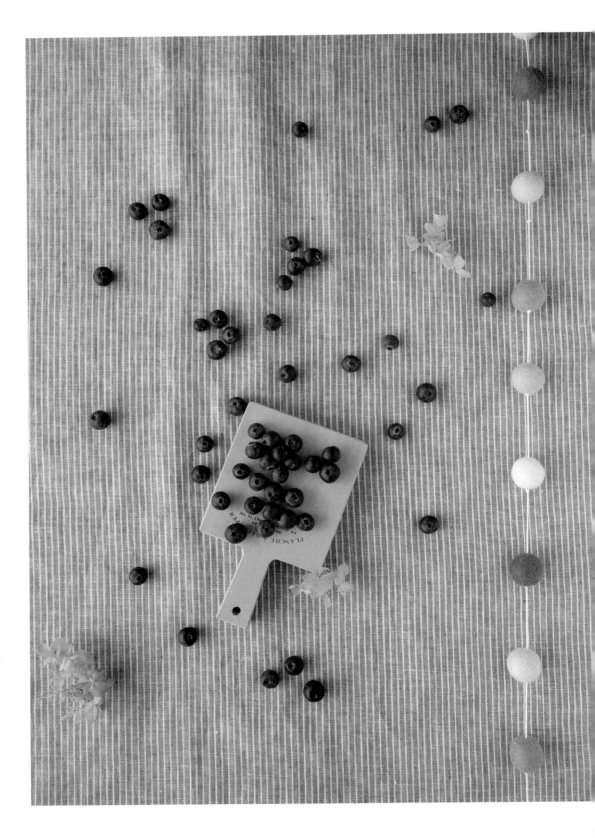

蓝莓:
消除腰腹脂肪的低糖水果

每100g糖分 11.5g

每100g含有热量 55大卡

减糖为什么要吃蓝莓?

· 抗氧化、抗衰老,对保护微血管及促进血液循环很有帮助:这是因为蓝莓含有很强的抗氧化物——花青素(anthocyanin),花青素同时具有维持视力健康的功能。

· 改善便秘、减少腰腹脂肪:蓝莓每100g含有4.5g的膳食纤维,在减糖期间若有便秘情况,除了增加一些油脂,也很推荐吃蓝莓。同时蓝莓能降低坏胆固醇,对减少腰腹脂肪也有帮助。

食用建议 日常若怕水果的糖分太高,不妨常吃蓝莓。比起其他水果,它的糖分含量较低,可以多吃一些。建议充分清洗后连皮食用,营养摄取最完整。

也可以放入小锅内,不加一滴水,以小火煮至软熟变色,直接做成酸甜自然的果酱,搭配排餐或低糖糕点都很可口,为减糖生活增添更多滋味。

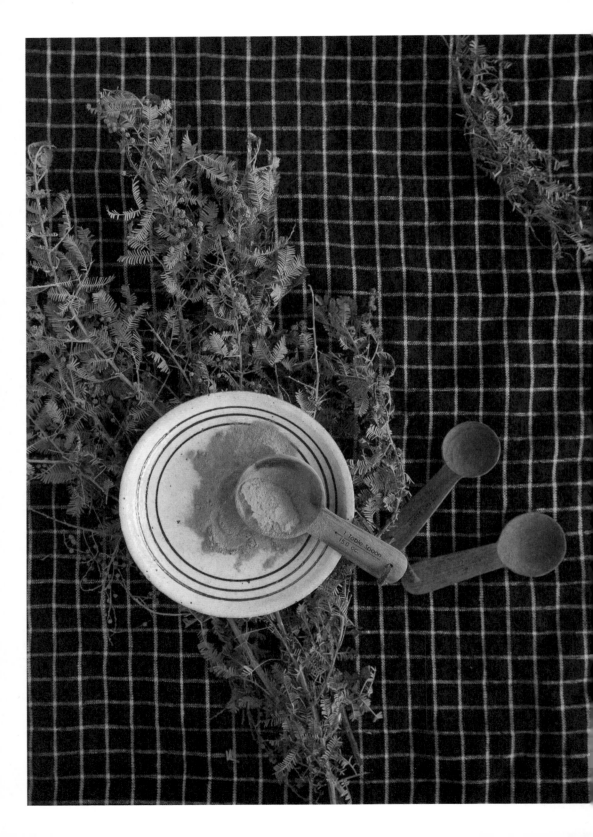

姜黄：
抗发炎、促进血液循环的帮手

姜黄又称宝鼎香，是一种姜科姜黄属植物，
一般都是食用其干燥后研磨的粉。

减糖为什么要吃姜黄？

· 降胆固醇：姜黄含有的膳食纤维，能吸附血液和肠道内的胆固醇。

· 促进血液循环，帮助代谢。

· 抗氧化、抗发炎：姜黄素能刺激身体分泌强化免疫系统的蛋白，
  同时能降低细胞发炎反应。

· 调节、稳定情绪：姜黄可以让大脑分泌更多的血清素和多巴胺，
  减少坏心情发生，让减糖时的情绪更和缓。

食用 建议	料理时的姜黄粉使用量不多，一道料理会用到 1/4 ~ 1/2 茶匙。姜黄因为不易溶于水，所以较难被人体消化，建议烹饪时增加一些油脂料理，例如姜黄炒白花椰菜，食用后比较容易吸收其养分。

食用 禁忌	怀孕、胃溃疡、肾脏疾病、胆管堵塞的人不适合食用。

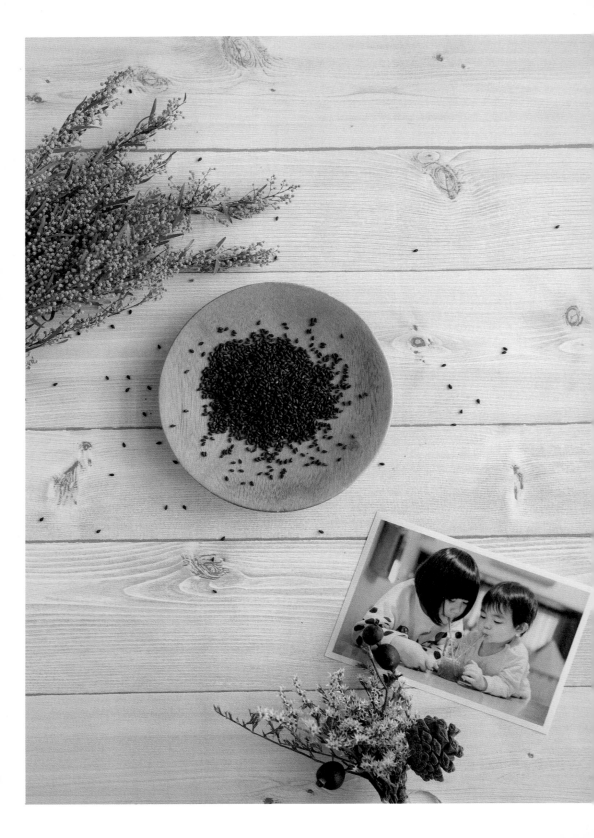

黑芝麻：
钙质丰富的油脂

生黑芝麻：每5g含有糖分0.1g　每5g含有热量28大卡

熟黑芝麻：每5g含有糖分0.3g　每5g含有热量30大卡

减糖为什么要吃黑芝麻？

· 它是有着原型食物外貌的油脂：芝麻含的油脂量占其本身的一半，富含多种脂肪酸，其中亚麻油酸比例最高，是人体不可缺少、促进身体代谢的优质油脂，能帮助身体减少体内胆固醇，同时兼具润泽皮肤、改善便秘等好处。

· 黑芝麻钙质含量极高，每 100g 中有 1000～1300mg。另外也含有丰富的硒，对于提升身体机能与免疫系统有很好的帮助，也可弥补减糖时矿物质摄取量的不足。

· 铁质丰富，能帮助消除新陈代谢过程中产生的过氧化物质。

· 抗氧化的维生素 E 含量多，能减少自由基对人体细胞的伤害。

食用建议 ｜ 黑芝麻油脂含量高，每天约食用 1 小匙即可，建议撒在料理中搭配食用。

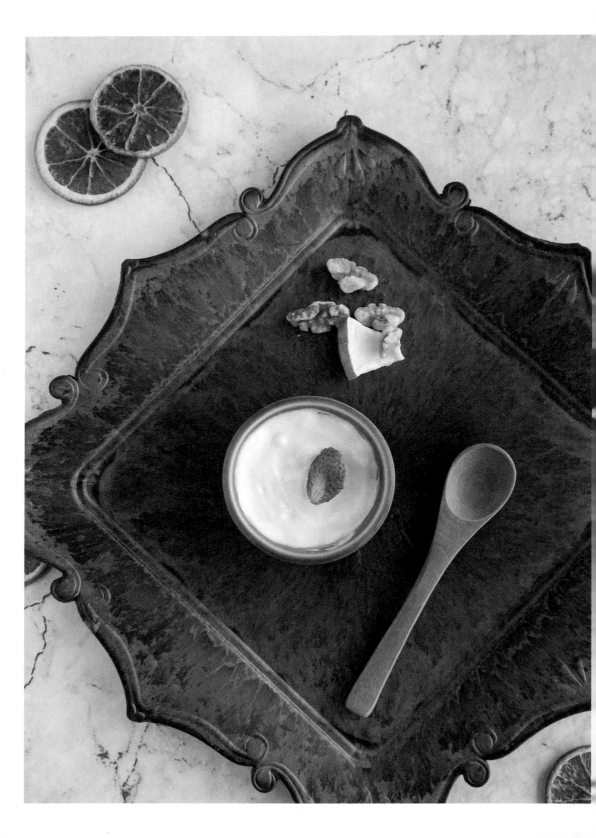

无糖酸奶：
优质的奶类补充来源

每100g
含有糖分
4.6g

每100g
含有热量
63大卡

减糖为什么要喝酸奶？

· 有饱足感的奶类补充：减糖时主要以蔬菜、蛋白质、原型淀粉和适量好油等为主，奶品的补给容易被忽略。无糖的酸奶比鲜奶更有饱足感，很推荐作为奶类的补充来源。

· 富含益生菌，能帮助调整肠胃功能、强化免疫力。

· 刺激肠胃蠕动，改善便秘。

| **食用建议** | 晚餐后食用，清理肠胃道的效果较显著，是促进新陈代谢的一个小秘诀。 |

重点

· 使用市售酸奶粉，就能轻松做出美味安心的无糖酸奶。减糖时推荐多吃优质无添加的食物，若想避免买到含香料等人工添加的酸奶，不妨试着自己做。

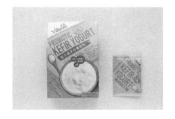

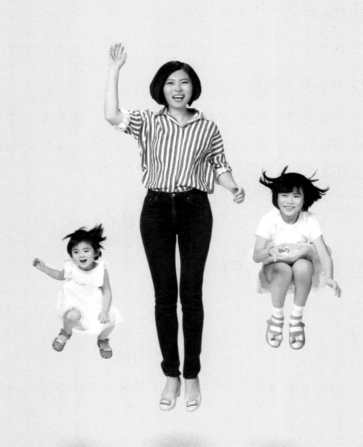

第七章

从减糖这一刻起，
你将真实体悟：
懂得选择的生活有多幸福

挖掘你人生无限可能

曾经我认为，世上有无数"不可能"。

有家庭、有孩子要照顾，背负的责任重，我哪有力气追逐梦想？不可能。年轻时费那么多力气照样复胖，现在这年纪还想要瘦？不可能。

那些年我总是轻易否定自己，"不可能"三个字老是挥之不去。减糖前又胖又丑，忽视健康，不敢正视自己。当时不知道如何调配生活，没自信，时常有气无力。

每天连自己吃进的是什么都不怎么熟悉，最基本的生存学，我拿的分数很低。

直到开始减糖，我才知道茫然无知导致我的身材走样、生活疲乏、倦怠，不为自己着想其实就是不够爱自己。一个人不爱自己，怎么会燃起对未来的期待？

减糖之后，我不只变瘦了，还变得更健康、更有毅力、精力也更充沛，我甚至在两年内写了两本书、录制节目、管理将近 30 万名学员的"减糖好好"脸书社群。过去如影随形的"不可能"全都化成"可能"，你说神奇不神奇？

减糖让我更懂得选择

　　只是不经意的情况下接触减糖，便产生了好奇心，抱着试试看的心态开始，结果竟重塑了我的人生。对，我不是一开始就明确知道自己要什么，而是在瘦身的过程中意外发觉，彻底明白什么是生活的基本。

　　减糖只是懂得怎么选食物吗？

　　当然，懂得选择好的食物、均衡饮食是一开始减糖计划的目的，然而这习惯延伸到日常，竟让人学会明辨好坏，做出最好的抉择！

　　因为懂得选择，不再轻易被眼花缭乱的包装迷惑，面对事情不会乱了方寸，人不再迷惘，所有事物都像食物一样回归原始没有负担。

　　我变得有自信，人越来越快乐。就像减糖的饮食顺序一样，先吃高纤维、高蛋白质的食物再吃淀粉，才不易引起血糖震荡；做事也一样，明确目标，冷静评估轻重缓急，这样过程会更加顺利，成功概率也会大大提高。

双手放开才能拥有一切

想要瘦，就要舍去那些看似新奇、美好的一切（精制糖类、加工食物），当我自然瘦下来、变得更健康快乐时，这些"断舍离"使生活更加幸福，我这才发现双手放开反而能拥有一切。

不知不觉，我已明确知道自己的生活需求，借由这个机会重新认识自己，无形之中坚定了意志，拥有当机立断的智慧。我变得思绪更清晰、性格更沉稳，做起事来利落、有精神。人一开朗，事事就顺遂，压力困扰跟多余的脂肪一样扬长而去。

能持久才是王道

我们都在人生道路上迷惑过，听到谁做了某件"特别"的事一下子成功，被惊人效果收买，耐不住就盲目跟从。

好比减肥，因为一个"特别"的方法或许真能瘦很多，但是这种方式无法说服内心，时常一不小心就复胖，这种瘦并不真实。反反复复、无法持久，减肥无法内化成良好的生活习惯，每进行一步都感到痛苦。

照顾好自己比什么都重要，因为没有人会替你的人生负责，你花些时间去了解减糖才是真正爱自己。认识每天吃的食物，坚持一段时间，等你真的有所改变，自然能够愉快地执行下去。

与其说减糖是为了管理身材与健康，不如说它能让人找到正确的生活模式，拥有更坚强的内心。

这两年来，减糖带给我的改变是全面的，它改变了我的体形，同时也扭转了我看待人生的态度。

原来，幸福要靠自己掌握，能够持久才是王道。

当一切归于简单，你的生活才会不简单。

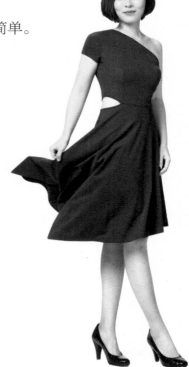

附录
常见食材、调味料的糖分／热量／营养速查表

* 数据来源：台湾省卫生福利部食品药物管理署（FDA）的查询网站，读者也可参考国内其他食物营养成分查询网站上的数据。

* 本营养速查表将各食物以种类做区分，糖分从低至高排序。

* 净糖分是碳水化合物减去膳食纤维后获得的数据，但速查表里各食物的膳食纤维含量还是个别列出以供参考。

水果营养成分

名称	重量（g）	净糖分（g）	膳食纤维（g）	蛋白质（g）	热量（kcal）	脂肪（g）
小番茄	100	5.6	1.7	0.9	33	0.2
芭乐	100	6	3.6	0.7	38	0.1
柠檬	100	6.1	1.2	0.7	33	0.5
阳桃	100	6.9	1.3	0.5	32	0.1
葡萄柚	100	7.1	1.2	0.8	33	0.1
柚子	100	7.1	1.3	0.7	33	0.1
草莓	100	7.5	1.8	1	39	0.2
西瓜	100	7.7	0.3	0.8	33	0.1
莲雾	100	8.2	0.8	0.4	35	0.2
水梨	100	8.4	1	0.5	36	0.1
椪柑	100	8.5	1.5	0.8	40	0.2
木瓜	100	8.5	1.4	0.6	38	0.1
柳橙	100	8.9	2.1	0.8	43	0.1
火龙果	100	10.7	1.7	0.9	51	0.4
奇异果	100	11.3	2.7	1.1	56	0.3
凤梨	100	12.5	1.1	0.7	53	0.2
苹果	100	12.6	1.3	0.2	51	0.1
杧果	100	13.3	1.1	0.6	56	0.2
黄金奇异果	100	13.6	1.4	0.8	59	0.3
葡萄	100	14.9	0.4	0.5	58	0.2
荔枝	100	15.7	0.8	1	65	0.2
北蕉	100	20.5	1.6	1.5	85	0.1
释迦	100	23.9	2.7	2.2	104	0.1

白色蔬菜营养成分

名称	重量 （g）	净糖分 （g）	膳食纤维 （g）	蛋白质 （g）	热量 （kcal）	脂肪 （g）
白木耳	100	0	5.1	0.5	22	0.2
黄豆芽	100	0	2.7	5.4	34	1.2
苦瓜 （白皮）	100	1.3	2.8	0.9	19	0.1
冬瓜	100	1.6	1.1	0.4	13	0.1
茭白	100	1.9	2.1	1.3	20	0.2
大白菜	100	2	0.9	1.2	17	0.3
白花椰菜	100	2.5	2	1.8	23	0.1
洋菇 （蘑菇）	100	2.5	1.3	3	25	0.2
球茎甘蓝 （大头菜）	100	2.7	0.9	1.6	20	0.2
白萝卜	100	2.8	1.1	0.5	18	0.1
竹笋	100	3	1.7	1.7	25	0.2
美白菇 （蟹味菇）	100	3.3	1.5	2.4	27	0.3
白精灵菇	100	4.4	2.5	2.1	36	0.4
金针菇	100	4.9	2.3	2.6	37	0.3
杏鲍菇	100	5.2	3.1	2.7	41	0.2
白玉米	100	7.7	3.7	3.4	66	0.6
洋葱	100	8.7	1.3	1	42	0.1
莲藕	100	10.2	3.3	2	65	0.2
马铃薯	100	14.5	1.3	2.6	77	0.2
大蒜	100	22.2	4.2	6.7	122	0.2

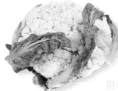

红色、黄色、橘色、紫色蔬菜营养成分

名称	重量 （g）	净糖分 （g）	膳食纤维 （g）	蛋白质 （g）	热量 （kcal）	脂肪 （g）
红凤菜	100	0.9	2.6	2.1	22	0.4
韭黄	100	1.2	1.7	1.5	16	0.1
香蕉西葫芦	100	1.8	0.9	1.5	15	0.1
茄子	100	2.7	2.2	1.1	23	0.1
番茄	100	3.1	1	0.8	19	0.1
嫩姜	100	3.4	1.4	0	21	0.3
紫甘蓝	100	3.8	2.1	1.5	28	0.2
甜椒（黄）	100	4.1	1.9	0.8	28	0.3
红辣椒	100	5	11.4	3.6	80	0.9
甜椒（红）	100	5.5	1.6	0.8	33	0.5
甜菜根	100	5.5	2.3	1.3	34	0.1
胡萝卜	100	5.8	2.7	1	37	0.2
紫洋葱	100	5.8	1.5	0.9	32	0.1
黄洋葱	100	8.1	1.4	1	42	0.2
老姜	100	8.5	3.2	1.1	53	0.5
黄玉米	100	13.1	4.7	3.3	107	2.5
南瓜	100	14.8	2.5	1.9	74	0.2
山药	100	16.9	1.3	2.9	87	0.1
地瓜（红）	100	23	2.4	1.8	114	0.2
芋头	100	24.1	2.3	2.5	128	1.1
地瓜（黄）	100	25.3	2.5	1.3	121	0.2

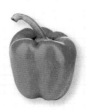

绿色蔬菜营养成分

名称	重量（g）	净糖分（g）	膳食纤维（g）	蛋白质（g）	热量（kcal）	脂肪（g）
菜心	100	0	1	1	35	5.1
油菜	100	0	1.6	1.4	12	0.2
菠菜	100	0.5	1.9	2.2	18	0.3
茼蒿	100	0.6	1.6	1.7	16	0.3
苦瓜（青皮）	100	0.6	3.6	0.9	20	0.1
上海青	100	0.7	1.4	1.3	13	0.1
萝美	100	0.9	1.4	1	13	0.2
绿西葫芦	100	0.9	0.9	2.2	13	0
罗勒	100	1	3.4	2.9	28	0.4
地瓜叶	100	1.1	3.3	3.2	28	0.3
小黄瓜	100	1.1	1.3	0.9	13	0.2
西蓝花	100	1.3	3.1	3.7	28	0.2
芥蓝菜	100	1.3	1.9	1.7	20	0.3
韭菜	100	1.3	2.4	1.9	23	0.4
空心菜	100	1.4	2.1	2.2	22	0.3
小松菜	100	1.4	2.2	1.7	20	0.2
青葱	100	1.7	2.5	1.5	22	0.3
豌豆苗	100	2.1	2.3	3.7	31	0.5
青椒	100	2.4	3.6	0.9	30	0.6
丝瓜	100	2.9	1	1.1	19	0.1
绿芦笋	100	3.1	1.4	1.3	22	0.2
四季豆	100	3.3	2	1.7	30	0.2

（续表）

名称	重量 （g）	净糖分 （g）	膳食纤维 （g）	蛋白质 （g）	热量 （kcal）	脂肪 （g）
秋葵	100	3.8	3.7	2.1	36	0.1
豌豆荚	100	3.9	3.2	2.9	41	0.2
甜豌豆荚	100	4.7	2.7	3	42	0.2

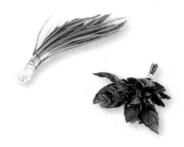

黑咖色蔬菜营养成分

名称	重量 （g）	净糖分 （g）	膳食纤维 （g）	蛋白质 （g）	热量 （kcal）	脂肪 （g）
黑木耳	100	1.4	7.4	0.9	38	0.1
海带	100	1.5	2.8	0.8	20	0.1
鸿喜菇	100	3.1	2.2	2.9	30	0.1
秀珍菇	100	3.3	1.3	3.3	28	0.1
猴头菇	100	3.6	2.3	2.1	31	0.3
香菇	100	3.8	3.8	3	39	0.1
草菇	100	3.8	2.1	3.8	36	0.3
舞菇	100	5.5	0.3	1.4	28	0.1
牛蒡	100	14	5.1	2.5	84	0.4

肉类营养成分

名称	重量 （g）	净糖分 （g）	膳食纤维 （g）	蛋白质 （g）	热量 （kcal）	脂肪 （g）
鸡胸肉	100	0	0	22.4	104	0.9
鸡腿	100	0	0	18.5	157	8.7
鸡翅	100	0	0	18.1	229	16.8
棒棒腿	100	0	0	18.9	150	7.7
土鸡	100	0	0	19	188	11.9
肉鸡	100	0	0	16.1	248	19.9
土番鸭	100	0	0	20.9	111	2.4
鸭血	100	0	0	6	29	0.3
鹅腿肉	100	0	0	21.7	130	4.2
牛小排	100	0	0	15.1	325	28.9
牛五花肉 火锅片	100	0	0	15.7	430	40.3
牛腱	100	0	0	19.8	139	6
牛肚	100	0	0	13.9	73	1.5
猪上肩肉	100	0	0	18.9	207	14
猪大里脊	100	0	0	19.2	212	14.4
猪小里脊	100	0	0	21.1	139	5.4
猪大排	100	0	0	19.1	214	14.7
猪小排	100	0	0	18	287	23.3
猪脚	100	0	0	20.7	252	18.2
猪带皮 五花肉	100	0	0	14.5	368	33.9
猪肚	100	0	0	12.4	152	11
法式羊排	100	0	0	18.8	260	20

名称	重量 （g）	净糖分 （g）	膳食纤维 （g）	蛋白质 （g）	热量 （kcal）	脂肪 （g）
鸡心	100	0.1	0	13.3	190	14.8
腓力牛排	100	0.1	0	20.6	184	10.7
板腱	100	0.2	0	19.8	166	9
鹅肝	100	0.6	0	20.5	123	3.9
猪小肠	100	0.6	0	12.5	156	11.4
乌骨鸡	100	0.8	0	17.9	213	15.1
牛梅花肉 火锅片	100	0.9	0	20.3	120	3.7
牛肋条	100	1.1	0	18.6	225	16.1
沙朗牛排	100	1.5	0	20.4	162	8.3
猪大肠	100	1.9	0	6.6	198	18.9
鹅肉	100	2.4	0	15.6	187	13.4
羊五花 火锅肉片	100	2.5	0	16.9	252	20
猪肝	100	2.9	0	20.8	126	4.1
鸭腿	100	3.4	0	14.4	282	24.5
羊肉块	100	3.4	0	20.3	164	8.6
牛后腿肉	100	3.7	0	19.4	122	4.3
樱桃鸭胸 肉片	100	4.7	0	16.7	227	17.2

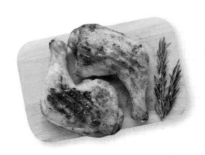

海鲜营养成分

名称	重量 （g）	净糖分 （g）	膳食纤维 （g）	蛋白质 （g）	热量 （kcal）	脂肪 （g）
白带鱼	100	0	0	19.6	102	2
乌鲳	100	0	0	20.4	92	0.5
白对虾	100	0	0	21.9	103	1
秋刀鱼	100	0	0	18.8	314	25.9
鲑鱼	100	0	0	24.3	158	6
石斑鱼	100	0	0	20.2	90	0.5
大黄鱼	100	0.2	0	16.8	142	7.8
章鱼	100	0.9	0	13	61	0.6
大龙虾	100	1	0	21.5	93	0.1
牡蛎	100	1.8	0	9	49	1.2
海蜇皮	100	2.2	0	4.4	19	0
扇贝	100	2.3	0	13.7	70	1.2
文蛤	100	2.7	0	7.6	37	0.5
乌贼	100	3.7	0	12.2	57	0.6
海瓜子	100	4.1	0	7.5	37	0.5
鲍鱼	100	9.5	0	15.8	69	0.1
鱿鱼	100	19.2	0	15.7	143	0.4
贻贝	100	23.9	0	43.7	263	8.5

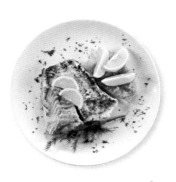

坚果与种子类营养成分

名称	重量（g）	净糖分（g）	膳食纤维（g）	蛋白质（g）	热量（kcal）	脂肪（g）
山粉圆	100	0.1	57.9	16.3	400	12.8
杏仁片（熟）	100	0.4	14.4	23.4	618	56.9
黑芝麻（生）	100	2.1	15.5	22.2	551	48.1
带壳花生（生）	100	4.1	8.1	15.3	331	27.2
白芝麻（生）	100	4.5	10.5	22.3	598	54.9
生核桃	100	5	6.2	15.4	667	67.9
亚麻仁籽	100	5	23.1	20.8	524	40.3
白芝麻（熟）	100	5	10.7	20.3	626	58.7
松子仁	100	5.2	4.2	16.6	678	69.5
开心果	100	6.5	13.6	22.4	601	52.7
黑芝麻（熟）	100	6.6	14	17.3	599	54.4
黑芝麻粉	100	8.5	12.3	15.7	601	55.2
原味榛果	100	9.2	8	13	672	66.5
杏仁片（生）	100	10.5	6.5	27.3	564	47.8
原味夏威夷豆	100	11.9	6.3	7.5	700	71.6
咖啡豆（曼特宁）	100	16.7	48.4	13.9	437	14.9
腰果（生）	100	26.7	3.6	18.3	568	45.5
原味腰果	100	30.2	5	16.4	566	43.7
糖炒栗子	100	40.6	5.7	4.2	210	0.8
杏仁粉	100	42.3	4.8	9.7	530	36.4
栗子（生）	100	47.5	10.4	4.6	264	1.4
无花果	100	64.5	13.3	3.6	365	4.3

蛋、乳制品、豆制品营养成分

名称	重量 （g）	净糖分 （g）	膳食纤维 （g）	蛋白质 （g）	热量 （kcal）	脂肪 （g）
切片干酪	100	0	8.7	18.3	309	23.7
鸡蛋白	100	0	0	10.7	48	0.1
鸭蛋	100	0.2	0	13.1	187	14.4
小三角 油豆腐	100	0.8	0.7	12.7	138	9.1
鹌鹑蛋	100	1.2	0	12.7	172	13
嫩豆腐	100	1.2	0.8	4.9	51	2.6
普通鸡蛋	100	1.6	0	12.6	137	9.1
鸡蛋黄	100	1.6	0	16	330	28.9
土鸡蛋	100	1.7	0	12.9	129	8.1
千叶豆腐	100	1.9	0.5	13.4	216	17
茶叶蛋	100	2.2	0	13.7	141	9.1
鸡蛋豆腐	100	2.3	0.4	6.9	79	4.5
豆干丝	100	2.3	2.5	18.3	170	8.6
冻豆腐	100	2.3	2.2	12.9	128	6.5
乌骨鸡蛋	100	2.4	0	12.7	160	11.6
鸽蛋	100	2.5	0	10.2	96	5.7
鹅蛋	100	3.2	0	10	179	15
高脂保久乳	100	3.4	0	3.1	71	5.1
皮蛋(鸡蛋)	100	3.6	0	12.8	132	8.5
豆腐皮	100	3.9	0.6	25.3	199	8.8
保久羊乳	100	4.5	0	3	59	3.3

名称	重量 （g）	净糖分 （g）	膳食纤维 （g）	蛋白质 （g）	热量 （kcal）	脂肪 （g）
全脂鲜乳	100	4.8	0	3	63	3.6
中脂保久乳	100	4.8	0	3.2	48	1.8
低脂鲜乳	100	5	0	3.1	43	1.3
全脂保久乳	100	5.1	0	3	62	3.4
传统豆腐	100	5.4	0.6	8.5	88	3.4
豆浆	100	7.1	1.6	2.8	56	1.1
豆花	100	10.3	0.8	2	59	0.7
全脂奶粉	100	37	0	26.4	504	28.2
脱脂奶粉	100	51.2	0	36.2	361	0.9

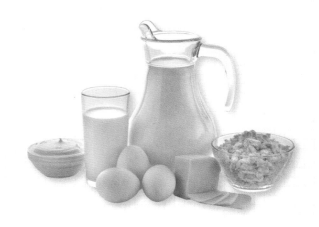

食用油营养成分

名称	重量（g）	净糖分（g）	膳食纤维（g）	蛋白质（g）	热量（kcal）	脂肪（g）
猪油	100	0	0	0	890	99.7
鸡油	100	0	0	0	891	99.8
大豆油	100	0	0	0	884	100
米油	100	0	0	0	883	99.9
白芝麻油	100	0	0	0.1	884	100
花生油	100	0	0	0	883	99.9
油菜籽油	100	0	0	0	883	99.9
芥花油	100	0	0	0	883	99.9
南瓜籽油	100	0	0	0	883	99.9
红花籽油	100	0	0	0	884	100
核桃油	100	0	0	0	883	99.9
茶油	100	0	0	0	883	99.9
椰子油	100	0	0	0	883	99.9
葵花籽油	100	0	0	0	884	100
葡萄籽油	100	0	0	0	884	100
橄榄油	100	0	0	0	884	100
烤酥油	100	0	0	0	883	99.9
调和植物油	100	0	0	0	887	100.3
玉米油	100	0.1	0	0	883	99.8
黑芝麻油	100	0.2	0	0.1	881	99.7
牛油（精炼）	100	0.6	0	0	885	99.1
奶油	100	2.3	0	0.6	716	80.1
牛油（未炼）	100	4.2	0	0	642	71.9
亚麻籽油	100	6.9	0	0.2	820	92.8

豆类营养成分

名称	重量 (g)	净糖分 (g)	膳食纤维 (g)	蛋白质 (g)	热量 (kcal)	脂肪 (g)
毛豆	100	5	8.7	13.8	125	2.5
毛豆仁	100	6.1	6.4	14.6	129	3.3
黑豆	100	14.6	22.4	28.8	319	8.2
皇帝豆（莱豆仁）	100	15	5.1	7.8	112	0.4
黄豆	100	18.4	14.5	35.6	389	15.7
蚕豆	100	23.2	23.1	26.9	456	20.9
白凤豆	100	33.7	22.7	27.4	348	2.8
花豆	100	39.7	19.3	21.2	328	1.7
红豆	100	43	18.5	20.9	328	0.6
绿豆	100	47.2	15.8	22.8	344	1.1

干货营养成分

名称	重量 (g)	净糖分 (g)	膳食纤维 (g)	蛋白质 (g)	热量 (kcal)	脂肪 (g)
虾米	100	0	0	57.1	264	2.2
正樱虾(熟)	100	0	0	19.6	97	1.4
柴鱼片	50	1.3	0	38.3	192	3.1
干贝	100	15.5	0	58.5	256	0.7
干香菇	50	14	19.3	11.7	167	0.7
干黄花	50	22.8	9.9	7.2	154	0.9
红枣	50	25.9	3.9	1.6	114	0.1

酱料及调味品营养成分

名称	重量（g）	净糖分（g）	膳食纤维（g）	蛋白质（g）	热量（kcal）	脂肪（g）
黄芥末酱	50	0.6	2.5	2	37	1.9
盐	50	1.4	0	0	6	0
蘑菇酱	50	3.2	0.7	0.8	29	1.2
沙茶酱	50	3.3	1.9	5.1	365	35.9
辣椒酱	50	3.4	2.4	1.3	42	1.5
豆瓣酱	50	4.1	2	7.1	89	4
酱油	50	7.3	0	3.9	45	0
酱油膏	50	9.5	0	3.4	52	0
沙拉酱	50	11.3	0.1	1.9	645	65.7
糖醋酱	50	12.3	0.3	0.9	66	1.3
甜辣酱	50	13.8	0.3	0.5	58	0
牛排酱	50	14.4	0.7	1.3	65	0
乳玛琳	50	14.8	0	1.3	47	5.3
五味酱	50	15.4	0.5	0.7	70	0.4
烤肉酱	50	15.8	0.3	2.6	79	0.4
蚝油	50	16	0.1	3.3	78	0.1
甜面酱	50	21.2	0.8	2.3	108	1.2
黑胡椒粉	50	22.6	11.3	5.8	186	3.4
寿司醋	50	22.6	0	0	91	0

名称	重量 （g）	净糖分 （g）	膳食纤维 （g）	蛋白质 （g）	热量 （kcal）	脂肪 （g）
白胡椒粉	50	26.2	13.2	1.9	171	0.6
蜂蜜	50	39.8	0	0.1	154	0.1
黑砂糖	50	47.2	0	0.3	183	0
红砂糖	50	49.7	0	0	193	0

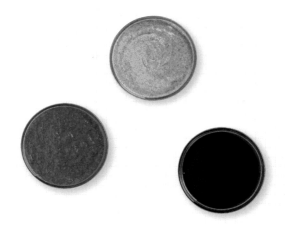